Mohamed Matouk
Fayçal Chettibi
Souad Benallal

Reflexões sobre a ética da anestesia e os seus desafios na Argélia:

Mohamed Matouk
Fayçal Chettibi
Souad Benallal

Reflexões sobre a ética da anestesia e os seus desafios na Argélia:

Para uma assistência digna e justa

ScienciaScripts

Imprint

Cover image: www.ingimage.com

This book is a translation from the original published under ISBN 978-620-6-71264-0.

Publisher:
Sciencia Scripts
is a trademark of
Dodo Books Indian Ocean Ltd. and OmniScriptum S.R.L publishing group

120 High Road, East Finchley, London, N2 9ED, United Kingdom
Str. Armeneasca 28/1, office 1, Chisinau MD-2012, Republic of Moldova, Europe
Printed at: see last page
ISBN: 978-620-7-61789-0

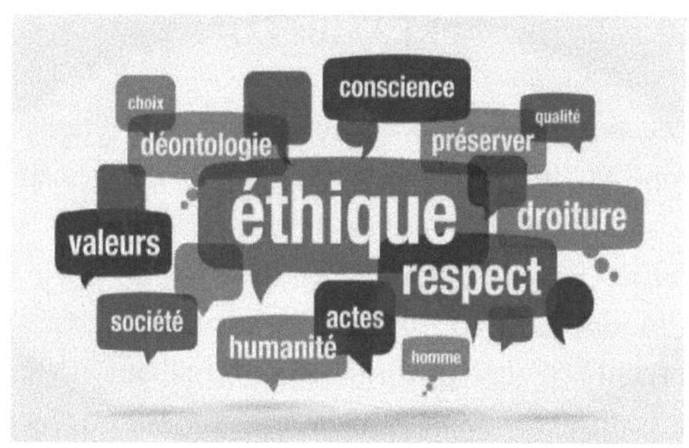

TÍTULO: "REFLEXÕES SOBRE A ÉTICA DA ANESTESIA E OS SEUS DESAFIOS NA ARGÉLIA: RUMO A CUIDADOS DIGNOS E EQUITATIVOS".

AUTORES : PROF MATOUK MOHAMED
CO-AUTORES: PROF. CHETTIBI FAYÇAL E PROF. BENALLAL SOUAD

PREÂMBULO

A especialidade de anestesia coloca muitos desafios éticos e deontológicos, inerentes à sua própria natureza. No seu trabalho, os anestesistas são chamados a cuidar de doentes numa grande variedade de situações, por vezes na fronteira entre a vida e a morte. Têm de combinar os desafios do alívio da dor, o respeito pela autonomia do doente e a tomada de decisões críticas num ambiente frequentemente urgente. Estes profissionais trabalham no centro de dilemas éticos recorrentes: como conciliar o princípio da beneficência com os riscos associados aos procedimentos anestésicos? Como é que a autodeterminação de um doente pode ser respeitada quando este não é capaz de tomar uma decisão? Para além da sua prática clínica diária, os anestesistas estão também envolvidos na investigação médica, com as suas próprias questões éticas relacionadas com a experimentação humana, a obtenção de consentimento e a publicação de resultados. Foi com isto em mente que este livro foi concebido, com o objetivo de fornecer matéria para reflexão sobre as muitas facetas éticas e deontológicas da prática da anestesia. Ao reunir contribuições de especialistas de várias disciplinas (anestesistas, especialistas em ética, advogados, etc.), esperamos abrir o debate e sensibilizar os profissionais para estas questões cruciais. Com efeito, embora os conhecimentos técnicos e científicos sejam essenciais, não podem ser concebidos sem uma base sólida nos valores éticos fundamentais dos cuidados. É esta abordagem global, que combina rigor prático e considerações éticas, que garantirá que os doentes recebam cuidados óptimos que respeitem a sua dignidade e os seus direitos.

AGRADECIMENTOS

Este livro não teria sido possível sem o apoio e o encorajamento de muitas pessoas que me são queridas. O meu primeiro agradecimento vai para os meus pais, irmãos e irmãs, vivos e mortos, que me incutiram desde muito cedo os valores do trabalho árduo, da perseverança e da integridade. O vosso amor e os vossos ensinamentos moldaram o homem em que me tornei. À minha família no sentido mais lato, e especialmente à minha mulher e aos meus filhos, gostaria de expressar a minha mais profunda gratidão pela vossa presença tranquilizadora ao meu lado. A vossa paciência e o vosso encorajamento constante foram uma força motriz essencial para a realização deste projeto. Gostaria também de exprimir os meus sinceros agradecimentos aos meus colegas e colaboradores, que me deram que pensar através das suas perguntas e da sua partilha de experiências. Professores Chetttibi, Ferhat e Benallal, a vossa sabedoria e experiência foram fontes de inspiração inestimáveis. Aos meus queridos residentes, passados e presentes, reacenderam a minha curiosidade e sede de aprendizagem. Os vossos legítimos questionamentos encorajaram-me a ir cada vez mais fundo na minha abordagem ética. Por último, gostaria de agradecer calorosamente a todos os doentes que se cruzaram no meu caminho ao longo dos anos. Foi com base nas vossas experiências e histórias pessoais que pude alimentar a minha reflexão ética, sempre com o objetivo de vos oferecer cuidados respeitosos e atenciosos.

ÍNDICE

INTRODUÇÃO

A medicina é uma disciplina que toca o mais íntimo do ser humano, o seu corpo e a sua integridade física e mental. Como tal, levanta muitas questões éticas fundamentais, inerentes à própria natureza da sua prática *1+. A especialidade de cuidados intensivos anestésicos não é exceção a esta realidade e, pelo contrário, levanta desafios éticos de singular complexidade *2+.

Os anestesistas trabalham no centro de situações clínicas extremas, onde estão em jogo questões vitais, condicionalismos técnicos e decisões com consequências profundas para o doente*3+. O seu papel consiste em adormecer um ser humano para efetuar uma intervenção médica importante, antes de o acordar são e salvo. É uma responsabilidade ao mesmo tempo fascinante e assustadora, que implica um jogo constante com os princípios bioéticos cardinais da beneficência, da não maleficência, da autonomia do doente e da justiça *4+.

Tanto no bloco operatório como na sala de recobro, o anestesista vê-se confrontado com dilemas agudos: respeito pela escolha informada do doente ou decisão por substituição? Limitação ou obstinação irrazoável do tratamento? Repartição equitativa dos recursos escassos em caso de afluxo maciço de doentes
*5+? Todas estas questões requerem uma sólida formação em ética médica e uma reflexão aprofundada *6+.

Mas os desafios não se ficam pelo departamento de anestesia. A investigação clínica, essencial para o avanço dos conhecimentos e das técnicas, levanta também questões delicadas sobre a experimentação humana, o consentimento informado e a publicação e posterior utilização dos dados recolhidos *7+.

O objetivo deste livro é lançar luz sobre estas muitas questões. Ao reunir as reflexões de profissionais, juristas, especialistas em ética e outros peritos, pretende-se oferecer uma reflexão bem fundamentada sobre a ética e a deontologia em anestesia. Com efeito, por detrás de cada procedimento e de cada decisão clínica, estão em jogo valores essenciais: o respeito da dignidade e dos direitos do ser humano, a equidade, a integridade profissional *8+. São princípios que devem orientar permanentemente a prática dos anestesistas, com uma preocupação constante de cuidado e de bondade para com os doentes *9+. Na Argélia, o domínio dos cuidados intensivos de anestesia enfrenta desafios éticos particulares, ligados nomeadamente aos recursos limitados do sistema de saúde e às disparidades no acesso aos cuidados *10+. A repartição equitativa dos recursos limitados, tanto humanos como materiais, entre as diferentes regiões e estabelecimentos levanta questões de justiça e equidade. A formação contínua dos profissionais e o reforço das capacidades nas zonas mais desfavorecidas são cruciais *11+. Além disso, as questões culturais e sociais específicas da Argélia podem influenciar a relação médico-doente e a tomada de decisões em anestesia. O respeito pelas crenças e valores dos doentes, nomeadamente em situações de fim de vida, exige uma abordagem aberta e tolerante por parte dos prestadores de cuidados de saúde *12+.

Por fim, o desenvolvimento de uma reflexão ética estruturada e a adoção de um quadro ético claro e atualizado para a prática da anestesia na Argélia são prioridades para garantir o respeito pelos direitos dos doentes e os mais elevados padrões profissionais *13+.

CAPÍTULO 1
RESPEITO PELA AUTONOMIA DO DOENTE

O respeito pela autonomia do doente é um princípio fundamental da ética médica, consagrado no Código de Ética Médica *14+. Decorre do direito de cada indivíduo à autodeterminação e a tomar decisões livres e informadas sobre a sua própria saúde. Em anestesia, este princípio assume particular importância devido ao próprio ato de tornar uma pessoa consciente temporariamente inconsciente.

1.1 Consentimento informado

A obtenção do consentimento livre e esclarecido do paciente antes de qualquer procedimento anestésico é um imperativo ético importante definido pelas leis de saúde pública *15+. Este consentimento deve ser :

Livre: O paciente não deve ser submetido a qualquer pressão, ameaça ou influência indevida durante o processo de decisão, de acordo com as recomendações do Comité Consultatif National d'Éthique *16+.

Esclarecido: Todas as informações pertinentes sobre os riscos, os benefícios e as alternativas possíveis devem ser fornecidas numa linguagem clara e acessível, em conformidade com as recomendações da Agência Nacional Francesa para a Segurança dos Medicamentos *17+.

A obtenção do consentimento é um processo gradual e repetido, que deve idealmente começar muito antes da operação planeada, tal como recomendado pela Associação de Anestesistas *18+. O anestesista deve estabelecer um verdadeiro diálogo com o doente, privilegiando a escuta ativa e o esclarecimento de eventuais mal-entendidos. Deve ser dada especial atenção a eventuais diferenças culturais ou linguísticas *19+.

A rastreabilidade do consentimento é essencial e deve ser documentada por escrito, de acordo com o Código de Saúde Pública *20+. Esta formalidade não deve, no entanto, obscurecer o valor do processo de decisão partilhada, tal como promovido pela Autoridade Nacional de Saúde francesa *21+.

Os eventuais conflitos de interesses, como as ligações com a indústria farmacêutica, devem ser comunicados ao doente, a fim de respeitar as recomendações de transparência da IGAS *22+.

1.2 Capacidade de decisão

Por vezes, o doente não tem plena capacidade para dar o seu consentimento devido a perturbações cognitivas, psiquiátricas ou relacionadas com a idade. Nestas situações, a capacidade de decisão do doente deve ser cuidadosamente avaliada. Testes de competência normalizados, como o proposto por Appelbaum *23+, podem ser utilizados para avaliar a compreensão do doente sobre as questões, a sua racionalidade de julgamento e a expressão de uma escolha voluntária.

Em caso de incapacidade comprovada, pode ser necessário recorrer a um representante legal ou a um procurador de cuidados antecipados, tal como definido pela lei Léonetti *24+. O médico tentará então determinar as vontades anteriores do paciente em matéria de cuidados, através de directivas antecipadas se existirem, de acordo com as recomendações do CCNE *25+. Caso contrário, a decisão será tomada de acordo com o interesse superior presumido do paciente, em consulta com as pessoas que lhe são próximas.

A escolha de um adulto vulnerável em matéria de saúde deve ser respeitada se este mantiver a capacidade de discernimento, de acordo com a jurisprudência *26+. Neste caso, a avaliação deve incluir a procura de provas para garantir que a decisão não foi alterada ou invalidada pelo estado da pessoa, tal como recomendado pela UNESCO*27+.

No caso de um menor ou de um recém-nascido, o consentimento será logicamente solicitado aos pais ou aos representantes legais, em conformidade com o Código Civil francês *28+. No entanto, quando o menor atinge um grau de maturidade suficiente, o seu consentimento é exigido sempre que possível, de acordo com as recomendações do Comité Nacional Consultivo de Ética*29+.

A ocorrência de uma emergência com risco de vida permite dispensar temporariamente a obrigação de obter o consentimento, de acordo com a jurisprudência *30+. No entanto, o consentimento deve ser restabelecido o mais rapidamente possível após essa data.

Referências :

*1+ Beauchamp TL, Childress JF. Principles of Biomedical Ethics. 7th ed. Oxford University Press; 2013.

*Hadzic A. Textbook of Regional Anesthesia and Acute Pain Management (Livro-texto de anestesia regional e tratamento da dor aguda). McGraw-Hill Education; 2007.

*3+ Miller RD. Miller's Anesthesia. 9th ed. Elsevier; 2019.

*4+ Bioética e Anestesia. Société Française d'Anesthésie et de Réanimation (SFAR). https://sfar.org/ressources-ethiques/

*5+ Terssac G. Ethique et enjeux de l'anesthésie. Rev Fr Anesth Reanim. 1997;16(2):163-175.

*6+ Loimer N, Wettstein A, Gruber R. Teaching medical ethics in anaesthesia. Rev Med Suisse. 2014;10(421):586-591.

*7+ Edorh AP, Edorh MR. Ética no quotidiano da anestesiologia. Rev Afr. Anesth Méd Urgence; 2014.

*8+ Brocq O, Wehrung M, Berthome D, et al. Guide du métier d'anesthésiste - Ethique et déontologie. Anesthésie Réanimation. 2019;5(3):1-27.

*Harvey C. Medical ethics and the responsibility of the anaesthetist (Ética médica e responsabilidade do anestesista). Transfusion Clinique et Biologique. 2000;7(6):529-535.

*10+ Benbekhti F, Benbouzid M, Tazrourti H. Overview of the anaesthetist-resuscitator profession in Algeria (Visão geral da profissão de anestesista-ressuscitador na Argélia). Ann Fr Anesth Reanim. 2009;28(5):487-491.

*11+Bouceta H. L'Anesthésie enAlgérie. 2014. https://www.policylibrary.com/health-care/l%C3%A9anesth%C3%A9sie-en-alg%C3%A9rie

*12+ Brahmi C. Gestão pediátrica em anestesia: a experiência argelina. Rea-Urg. 2003;12(5):480-494.

*13+ Decreto Executivo n. 92-276, de 6 de julho de 1992, que estabelece o regime de organização e funcionamento da Ordem dos Médicos.

*14+ Código de Deontologia Médica - Artigo 36.

*15+ Código da Saúde Pública - Artigo L.1111-4

*16+ CCNE - Parecer 58 (1998) "Consentimento informado e informação para pessoas sujeitas a tratamento médico ou investigação".

*17+ ANSM - "Guide Bon usage des médicaments - Consentement éclairé" (2000)

*18+ Recomendações da Association des Anesthésistes-Réanimateurs (2003)

*19+ Beauchamp TL, Childress JF. Principles of Biomedical Ethics. 7th ed. Oxford University Press; 2013.

*20+ Código de Saúde Pública - Artigo L.1111-4

*21+ Haute Autorité de Santé - Guide Patient Partenaire (2013)

*22+ IGAS - Relatório sobre a transparência das relações de interesse no sector da saúde (2012)

*23+ Appelbaum PS. Assessment of Patients' Competence to Consent to Treatment (Avaliação da competência dos doentes para consentir o tratamento). N Engl J Med. 2007;357(18):1834-1840.

*24+ Lei n.º 2016-87, de 2 de fevereiro de 2016, que cria novos direitos para os doentes e as pessoas em fim de vida (Lei Claeys-Leonetti)

*25+ CCNE - Parecer 121 (2018) "A abordagem antecipatória: ética e práticas".

*26+ Tribunal de Cassação, Divisão Civil 1, 12 de janeiro de 2011, 09-67.888

*27+ UNESCO - Declaração Universal sobre **Bioética e** Direitos **Humanos** (2005)

*28+ Código Civil - Artigo 389-8

*29+ CCNE - Parecer 111 (2009) "Questões éticas levantadas p o r práticas médicas que envolvem menores".

*30+ Cour de Cassation, Divisão Criminal, 7 de maio de 1991, 89-83.598

CAPÍTULO 2
PRINCÍPIO DA NÃO MALEFICÊNCIA

O princípio da não-maleficência, ou "primum non nocere", é um dos principais fundamentos éticos da prática médica. Implica uma obrigação por parte do médico de evitar qualquer risco de dano para o doente e de procurar sempre minimizar os danos potenciais *1+.

2.1 Gestão de riscos e complicações

Qualquer procedimento anestésico comporta um risco inerente, mesmo com as técnicas mais modernas. O anestesista deve avaliar estes riscos com precisão, caso a caso, em função do doente e dos procedimentos planeados. O domínio perfeito das contra-indicações e das precauções de utilização é essencial *2+.

Para além da avaliação inicial da relação benefício/risco, é necessária uma vigilância constante para antecipar e prevenir complicações intra-operatórias. Uma monitorização rigorosa, uma avaliação repetida do doente e uma maior comunicação com a equipa cirúrgica garantem uma capacidade de resposta óptima*3+.

Se, apesar de todas as precauções, ocorrer um acontecimento indesejável, as competências do anestesista e a aplicação de procedimentos de gestão validados são essenciais para conter o incidente o mais rapidamente possível e limitar as suas consequências.

A comunicação e a análise sistemáticas das complicações são essenciais para aprender com elas e melhorar continuamente as práticas em termos de segurança dos cuidados *4+.

2.2 Segurança dos doentes

Para além dos riscos técnicos inerentes à anestesia, muitos outros factores podem comprometer a segurança dos cuidados: erros de medicação, defeitos de assepsia, problemas de comunicação, insuficiência de recursos humanos ou materiais, etc.

As equipas e as instituições devem envidar todos os esforços para identificar estes riscos e criar barreiras de segurança a todos os níveis (organização, procedimentos, ambiente técnico, formação contínua do pessoal, etc.). *5+.
O estabelecimento de uma verdadeira cultura de segurança, em que os erros não

são negados, mas vistos como oportunidades de aprendizagem e progresso, é essencial se quisermos atingir os mais elevados padrões de qualidade e segurança nos cuidados aos doentes *6+.

Na Argélia, foram envidados esforços significativos nos últimos anos para reforçar a segurança dos doentes e a gestão dos riscos em anestesia, em conformidade com o princípio da não maleficência. Em 2018, o Ministério da Saúde criou um Programa Nacional de Gestão dos Riscos Associados aos Cuidados de Saúde, com o objetivo de promover uma cultura de segurança nos estabelecimentos de saúde. No entanto, persistem desafios em termos de falta de pessoal médico e paramédico, da obsolescência de alguns equipamentos biomédicos e da inadequada rastreabilidade e feedback sobre eventos adversos. O reforço dos recursos humanos e materiais dedicados à anestesia e aos cuidados intensivos, combinado com uma melhor estruturação dos sistemas de notificação e análise de risco, continuam a ser prioridades para garantir a segurança dos cuidados de anestesia em toda a França.

CAPÍTULO 3
O PRINCÍPIO DA BENEFICÊNCIA

O princípio de beneficência é complementar do princípio de não-maleficência. Impõe ao médico a obrigação moral de fazer tudo o que estiver ao seu alcance para promover os interesses legítimos do doente e de lhe proporcionar os melhores benefícios físicos e morais possíveis *7+.

3.1 Alívio da dor

Uma das principais tarefas do anestesista consiste em aliviar a dor, quer seja no decurso de uma intervenção cirúrgica ou no âmbito do tratamento de uma dor crónica. A dor não é apenas uma perceção desagradável que afecta o bem-estar do doente, mas os seus efeitos deletérios sobre o organismo estão hoje bem documentados (stress fisiológico, perturbações de ansiedade, riscos cardiovasculares, etc.) *8+.

A avaliação inicial da dor utilizando instrumentos validados, a monitorização regular e a introdução de um tratamento analgésico adaptado a cada situação são essenciais. A prescrição deve ser feita tendo em conta o risco de dependência e a necessidade de uma abordagem interdisciplinar da dor crónica.

O alívio pode também ser obtido através de técnicas não medicamentosas (hipnoanalgesia, neuroestimulação, etc.) e de um apoio global destinado a reduzir a ansiedade e a melhorar o conforto do doente.

3.2 Cuidados óptimos

O princípio da beneficência obriga-nos também a procurar garantir os melhores cuidados possíveis, com o objetivo de melhorar continuamente a qualidade e a segurança. Isto implica uma atualização permanente dos conhecimentos científicos e técnicos, bem como a aquisição e manutenção de competências através de uma formação adequada dos profissionais *9+.

O desenvolvimento de protocolos validados e referenciados por sociedades científicas é uma salvaguarda essencial contra a arbitrariedade e a aproximação. No entanto, estas recomendações devem ser consideradas de forma crítica e adaptadas caso a caso para se adequarem a cada doente.

O dever de otimizar os cuidados estende-se à gestão e à afetação equitativa dos recursos disponíveis, num espírito de eficiência em benefício do maior número possível de pessoas. Em certas situações excepcionais de escassez, podem surgir escolhas éticas delicadas, orientadas por princípios de equidade e de não discriminação *10+. Na Argélia, ainda há que envidar esforços para atingir plenamente os objectivos de beneficência na gestão anestésica dos doentes. Embora o alívio da dor durante e após as operações seja parte integrante da formação dos anestesistas, o acesso a analgésicos é ainda por vezes limitado, particularmente em unidades de saúde em regiões remotas. Além disso, a gestão multidisciplinar da dor crónica sofre de uma falta de recursos humanos e materiais dedicados. Em termos de otimização dos cuidados, a elaboração de recomendações nacionais de boas práticas em matéria de anestesia e de cuidados intensivos permitiria harmonizar as práticas em todo o país. Por fim, o reforço das capacidades de formação contínua dos profissionais, associado à aquisição de equipamentos e consumíveis de última geração, continua a ser um desafio importante para garantir cuidados anestésicos óptimos e conformes às normas internacionais em todos os estabelecimentos argelinos.

Referências :

*1+ Beauchamp, T. L., & Childress, J. F. (2019). Princípios de ética biomédica (8ª ed.). Oxford University Press.

*2+ Apfelbaum, J. L., Connis, R. T., Nickinovich, D. G., & Pasternak, L. R. (2022). Recomendação de prática para avaliação pré-anestésica: Um relatório atualizado da Força-Tarefa da Sociedade Americana de Anestesiologistas sobre Avaliação Pré-anestésica. Anesthesiology, 136(3), 437-480.

*3+ Bittner, E. A., & Schmidt, U. (2021). Manejo anestésico e monitoramento durante a cirurgia cardíaca. Journal of Cardiothoracic and Vascular Anesthesia, 35(3), 880-897.

*4+ Staender, S. (2015). Incident reporting practices in the preoperative setting. Journal of Healthcare Risk Management, 35(1), 10-18.

*5+ Agence nationale de sécurité du médicament et des produits de santé (ANSM). (2017). Cartografia dos riscos associados aos cuidados e monitorização dos eventos adversos associados aos procedimentos anestésicos. https://www.ansm.sante.fr/Dossiers/Cartographie-des-risques-associes-aux-soins/Cartographie-des-risques-associes-aux-soins/(offset)/4

*6+ Runciman, W. B., Merry, A. F., & Tito, F. (2003). Error, blame, and the culture of safety (Erro, culpa e cultura de segurança). Anaesthesia & Intensive Care, 31(5), 506-507.

*7+ Beauchamp, T. L., & Childress, J. F. (2019). Op. cit.

*8+ Bonica, J.J. (1990). The management of pain (2ª ed.). Lea & Febiger.

*9+ Sociedade Americana de Anestesiologistas (2020). Diretrizes práticas para sedação e analgesia de procedimento moderado 2018. Anesthesiology, 128(3), 437-479.

*10+ Emanuel, E.J., Persad, G., Upshur, R., Thome, B., Parker, M., Glickman, A., Zhang, C., Boyle, C., Smith, M., & Phillips, J.P. (2020). Alocação justa de recursos médicos escassos na época da Covid-19. New England Journal of Medicine, 382(21), 2049-2055.

CAPÍTULO 4
PRINCÍPIO DE JUSTIÇA

O princípio da justiça em ética médica exige que todos os seres humanos sejam tratados de forma justa e sem discriminação. Implica uma distribuição justa dos recursos, benefícios e encargos entre os indivíduos *1+. Em anestesia, este princípio é de importância vital.

4.1 Afetação de recursos

O planeamento e a gestão racional dos recursos humanos e materiais são questões cruciais em anestesia, a fim de garantir o acesso aos cuidados ao maior número possível de pessoas, mas também para fazer face a situações de emergência ou crises sanitárias.

Dimensionamento de recursos

É essencial dispor de um número suficiente de anestesistas e de pessoal paramédico qualificado para cobrir as diferentes actividades com um nível ótimo de segurança (blocos operatórios, urgências, cuidados intensivos, etc.). As ferramentas objectivas de apoio à decisão (rácios de supervisão, pontuações ponderadas das actividades, etc.) podem apoiar o planeamento*2+.

Em períodos de tensão ou de afluxo maciço de doentes, os procedimentos regulamentares devem permitir uma afetação racional e transparente dos recursos disponíveis com base em critérios objectivos e justos. Os comités de ética multidisciplinares podem ser chamados a prestar apoio *3+.

Gerir a plataforma técnica

A gestão dos equipamentos (respiradores, monitores, aparelhos de anestesia, etc.) é essencial para garantir a qualidade e a segurança dos cuidados. Os poderes públicos devem garantir o acesso equitativo dos hospitais a estes meios, que são financiados pela solidariedade nacional.

Em caso de escassez de dispositivos médicos vitais, devem ser estabelecidos critérios de atribuição claros e justos, com absoluta transparência e sem discriminações injustificadas *4+.

4.2 Acesso equitativo aos cuidados de saúde

O acesso a cuidados anestésicos seguros e de elevada qualidade para todos, independentemente do contexto socioeconómico ou geográfico, é um requisito fundamental da justiça. Há ainda muitos desafios a enfrentar para que isto se torne uma realidade.

Garantir a igualdade regional

Oferecer a todos os cidadãos a mesma qualidade de conhecimentos anestésicos, quer sejam tratados num hospital universitário da capital ou num estabelecimento de saúde afastado dos grandes centros, é um desafio permanente *5+. O acesso à anestesia pediátrica especializada, indispensável para as operações em crianças, constitui um desafio importante em toda a França *6+.

Eliminar os obstáculos financeiros

Nos países em que o acesso aos cuidados de saúde não é financiado pela solidariedade nacional, as despesas directas dos doentes podem constituir um obstáculo inaceitável ao acesso aos cuidados anestésicos. A cobertura universal dos cuidados de saúde deveria permitir ultrapassar estes obstáculos económicos *7+.

Respeitar a pluralidade das culturas

A igualdade de acesso exige também uma abordagem benevolente que respeite a diversidade cultural. É necessária uma comunicação adequada, a participação de mediadores e a utilização de intérpretes profissionais para ultrapassar as barreiras linguísticas e culturais *8+.

Integração de pessoas vulneráveis

Deve ser promovido um acesso mais fácil aos cuidados anestésicos para os grupos vulneráveis ou desfavorecidos: pessoas com deficiência, pessoas em situações sociais precárias, imigrantes ilegais, reclusos, etc. Deve ser dada especial atenção às necessidades específicas destas categorias de doentes. Deve ser dada especial atenção às necessidades específicas destas categorias de pacientes *9+.

Na Argélia, foram envidados esforços nos últimos anos para proporcionar um acesso mais equitativo aos cuidados anestésicos em todo o país. O plano nacional de desenvolvimento da saúde para 2020-2024 prevê o reforço do pessoal médico e paramédico em anestesia e cuidados intensivos, bem como a aquisição de equipamento de ponta nas unidades de saúde das regiões mais desfavorecidas. No entanto, persistem disparidades em termos de distribuição geográfica dos recursos humanos especializados, com uma concentração nos grandes centros urbanos em detrimento das zonas rurais e isoladas. Além disso, embora os cuidados anestésicos sejam gratuitos no sector público, os longos tempos de espera e as recorrentes rupturas de stock de medicamentos podem dificultar o acesso aos cuidados por parte das populações mais desfavorecidas e economicamente vulneráveis. Por conseguinte, são necessários mais esforços para garantir um acesso verdadeiramente equitativo, combinando o reforço das capacidades em todas as regiões com a eliminação dos obstáculos financeiros e logísticos residuais.

Referências:

*1+ Beauchamp, T. L., & Childress, J. F. (2019). Princípios de ética biomédica (8ª ed.). Oxford University Press.

*2+ Haden, M., LaRue, C., McCaleb, J., & Wade, D. (2017). Aprimorando o design operacional da anestesia e a tomada de decisões de gerenciamento usando técnicas de pesquisa operacional. Opinião Atual em Anestesiologia, 30(2), 194-198.

*3+ Truog, R. D., Mitchell, C., & Daley, G. Q. (2020). The toughest triage - allocating ventilators in a pandemic. New England Journal of Medicine, 382(21), 1973-1975.

*4+ Emanuel, E. J., Persad, G., Upshur, R., Thome, B., Parker, M., Glickman, A., Zhang, C., Boyle, C., Smith, M., & Phillips, J. P. (2020). Alocação justa de recursos médicos escassos na época da Covid-19. New England Journal of Medicine, 382(21), 2049-2055.

*5+ Farmer, P. E., Leigh, J. A., Mukherjee, J. S., Murray, M., Gupta, R., Ivers, L. C., ... & Sen, A. (2001). Community-based treatment of advanced HIV disease: introducing DOT-HAART (directly observed therapy with highly active antiretroviral therapy). Boletim da Organização Mundial de Saúde, 79, 1145-1151.

*6+ Walker, I. A., Wilson, I. H. (2008). Anestesia nos países em desenvolvimento - um risco para os doentes. The Lancet, 371(9617), 968-969.

*7+ Sachs, J. D. (2012). Atingir a cobertura universal de saúde em contextos de baixos rendimentos. The Lancet, 380(9845), 944-947.

*8+ Bischoff, A., & Hudelson, P. (2010). Comunicação com pacientes que

falam línguas estrangeiras: o acesso a intérpretes profissionais é suficiente? Journal of Travel Medicine, 17(1), 15-20.
*9+ Govender, R., Gumede, R., van Breda, M., & Luke, C. (2022). Equitable access to safe procedural sedation for vulnerable populations in low-resource settings. Southern African Journal of Anaesthesia and Analgesia, 28(1), 6-11.

CAPÍTULO 5
ANESTESIA PEDIÁTRICA

Os cuidados anestésicos prestados a crianças requerem uma atenção especial e levantam desafios éticos específicos. Embora os princípios fundamentais permaneçam os mesmos, a sua aplicação deve ser matizada para ter em conta a vulnerabilidade dos jovens doentes e o seu grau de discernimento em evolução *1+.

Cuidar das crianças

O princípio da beneficência significa, neste caso, fazer tudo o que for possível para minimizar a dor, a ansiedade, o trauma psicológico e o stress da experiência. Uma preparação adequada, um ambiente tranquilizador com a presença dos pais e a utilização de técnicas de hipnoanalgesia contribuem para este objetivo*2+.O respeito pela integridade física deve ser uma prioridade absoluta. Dada a vulnerabilidade particular do sistema imunitário das crianças, o respeito das precauções normais e de protocolos de assepsia rigorosos é essencial para evitar qualquer risco de infeção *3+.

Consentimento para cuidados de saúde

A obtenção do consentimento para procedimentos anestésicos em menores representa um desafio ético e jurídico delicado. Idealmente, deve procurar-se o acordo da criança para o tratamento, na medida em que ela o compreenda e desde que não seja contrário aos seus interesses superiores *4+. Os pais ou os representantes legais da criança terão também um papel central a desempenhar.

Mas o que é que acontece quando não há unanimidade? As situações de separação dos pais ou de conflitos de interesses devem ser avaliadas caso a caso, por exemplo, remetendo a questão para o juiz de menores. A bússola do médico será o interesse superior do menor *5+.

Emergências com risco de vida

Em caso de emergência com risco de vida, o consentimento pode ser temporariamente dispensado no interesse da vida da criança. O médico actuará com base nas melhores provas científicas disponíveis e de acordo com a sua avaliação dos riscos e benefícios esperados *6+. No entanto, esta abordagem deve continuar a ser a exceção e o consentimento deve ser restabelecido o mais rapidamente possível.

Investigação pediátrica

A investigação clínica em crianças levanta questões éticas específicas. O consentimento dos pais é necessário, mas não é suficiente por si só. O consentimento do menor deve também ser solicitado sempre que possível *7+. Os benefícios esperados do estudo devem ser cuidadosamente ponderados em relação aos potenciais riscos e constrangimentos para os jovens participantes.

O papel dos comités de ética em investigação é essencial. Os seus pareceres visam garantir que os ensaios pediátricos se baseiam em justificações científicas e éticas sólidas e que a proteção das crianças é uma preocupação central *8+.

Transição criança-adulto

Pode ser necessário um acompanhamento pediátrico específico para além da adolescência no caso de certas patologias crónicas complexas ou de certas deficiências. Esta transição para os serviços para adultos deve ser preparada com antecedência e estreitamente coordenada para garantir a qualidade e a continuidade dos cuidados *9+. O respeito pela escolha e pela autonomia progressiva dos jovens adultos é uma questão fundamental.

Na Argélia, o acesso a cuidados anestésicos pediátricos especializados e adaptados às necessidades das crianças constitui um desafio em muitas regiões. Embora os principais hospitais universitários disponham de departamentos específicos, os estabelecimentos de saúde locais sofrem frequentemente de falta de recursos humanos com formação específica em anestesia pediátrica. Esta escassez pode levar a cuidados de saúde abaixo do nível ótimo em termos de bom tratamento e de respeito pelos direitos das crianças. Além disso, o envolvimento dos pais e a obtenção do acordo do menor para o tratamento podem deparar-se com certas barreiras socioculturais e linguísticas. São necessários esforços de sensibilização e de formação das equipas de saúde para promover uma abordagem verdadeiramente centrada na criança e no seu interesse superior. Por último, o desenvolvimento da investigação clínica pediátrica em anestesia continua a ser limitado, o que exige um reforço do quadro ético e regulamentar que rege este tipo de estudos em menores.

Referências :

*1+ Comité de Bioética da Academia Americana de Pediatria (2001). Directrizes de ética pediátrica. Pediatrics, 107(1), 170-186.

*2+ Kassai, B., Rabilloud, M., Dantony, E., Grousson, S., Revol, O., Malik, S., ... & Chassard, D. (2016). Introdução de um programa nacional francês de nutrição para crianças submetidas a anestesia geral. JPEN Journal of Parenteral and Enteral Nutrition, 40(7), 1090-1096.

*3+ Siegel, J. D., Rhinehart, E., Jackson, M., Chiarello, L., & Healthcare Infection Control Practices Advisory Committee (2007). Directrizes para precauções de isolamento: prevenção da transmissão de agentes infecciosos em ambientes de cuidados de saúde. Atlanta, GA: Centros de Controlo e Prevenção de Doenças.

*4+ Convenção sobre os Direitos da Criança, 20 de novembro de 1989.

*5+ Boulanger, A., Devictor, D., & Le Goëdec, D. (2020). O interesse superior da criança em medicina: quadro jurídico e questões éticas. Archives de Pédiatrie, 27(1), 53-58.

*6+ Comité de Bioética da Academia Americana de Pediatria (2001). Op. cit.

*7+ Emanuel, E. J. (2020). A ética da participação de adolescentes na investigação clínica. Relatório do Centro Hastings, 50(2), 32-39.

*8+ Hirtz, D. G. (2020). Abraçando ensaios clínicos pragmáticos para crianças. Neurology, 94(5), 209-210.

*9+ Chu, P. Y., Maslow, G. R., von Isenburg, M., & Chung, R. J. (2015). Promover a parceria para a saúde: Pacientes com doenças crónicas em transição de cuidados de saúde pediátricos para adultos. American Journal of Medical Quality, 30(5), 413-420.

CAPÍTULO 6
ANESTESIA OBSTÉTRICA

A prática da anestesia em obstetrícia levanta uma série de questões éticas, devido à especificidade dos cuidados prestados a dois doentes em simultâneo: a mãe e o feto.*1+.

O duplo desafio da caridade

O anestesista deve aplicar uma abordagem dupla de beneficência que visa simultaneamente assegurar os melhores cuidados possíveis para a doente e proteger o bem-estar e o desenvolvimento do feto *2+. Isto implica um excelente domínio das contra-indicações e das precauções de utilização dos diferentes agentes anestésicos durante a gravidez.

Consentimento do doente

Também neste caso, o respeito pelo consentimento livre e esclarecido da paciente é essencial. Uma informação completa e justa, com ênfase no diálogo, permitir-lhe-á fazer escolhas informadas sobre a forma como o parto será efectuado. As suas convicções pessoais, nomeadamente de carácter religioso ou cultural, devem ser tidas em consideração *3+. Em caso de urgência que ponha em risco a vida da mãe ou da criança, o médico pode proceder sem consentimento prévio, mas deve envidar todos os esforços para o obter a posteriori *4+.

Reanimação do recém-nascido

Uma situação singular é a da reanimação de um recém-nascido em sofrimento vital, quando o consentimento dos pais nem sempre pode ser obtido imediatamente *5+. Neste caso, a decisão cabe ao médico, que se baseará na saúde da criança e nas hipóteses razoáveis de sobrevivência com uma qualidade de vida aceitável. Os princípios orientadores do médico serão a beneficência para a criança e a não-maleficência.

Situações de antagonismo fetomaterno

Excecionalmente, pode surgir um conflito de interesses importante entre a saúde da mãe e a do feto, obrigando a uma escolha Corneliana. Nestes casos, o respeito pela autonomia da paciente prevalecerá, desde que a sua escolha não seja manifestamente contrária ao interesse superior da criança, de acordo com dados científicos comprovados *6+. Na Argélia, os desafios éticos associados à anestesia obstétrica são ampliados por determinados factores socioculturais. Nalgumas regiões, a prática do parto em casa ainda está muito difundida, limitando o acesso a cuidados médicos óptimos. O respeito pelo consentimento livre e esclarecido da parturiente pode também esbarrar em barreiras linguísticas e educativas ou em condicionalismos tradicionais. São necessários esforços de sensibilização para promover a autonomia de decisão das mulheres na sua escolha de cuidados obstétricos. Além disso, a gestão de emergências materno-fetais com risco de vida requer mais formação para as equipas, tanto em aspectos técnicos como em conduta ética e legal. O desenvolvimento de recomendações nacionais de boas práticas em anestesia obstétrica, incorporando estes aspectos, permitiria harmonizar a gestão em toda a Argélia. Por fim, continua a ser necessária uma reflexão mais aprofundada sobre o respeito das escolhas e convicções filosóficas ou religiosas das pacientes no âmbito dos cuidados obstétricos, num espírito de tolerância e de abertura à diversidade cultural.

Referências :

*1+ McDonnell, N. J., & Paech, M. J. (2020). O serviço de cogestão médica obstétrica perioperatória no King Edward Memorial Hospital 1990- 2015: O modelo petroquímico de atendimento. Anestesia e Medicina Intensiva, 21(1), 10-21.

*2+ Dresang, L. T. (2020). Anestesia para intervenção e cirurgia fetal. Clínicas de Anestesiologia, 38(2), 321-338.

*3+ White, A., Humetz, J., & Williams, R. (2018). Aconselhamento da paciente submetida a intervenção fetal. Seminários em Perinatologia, 42(2), 107-112.

*4+ American College of Obstetricians and Gynecologists (2020). Analgesia e anestesia obstétrica: Practice bulletin no. 209. Obstetrics & Gynecology, 135(1), e73-e89.

*5+ Durrmeyer, X., Hummler, H., & Sanchez, S. (2020). Dilemas éticos em perinatologia: Quando o neonato é potencialmente viável. Seminários em Medicina Fetal e Neonatal, 25(2), 101074.

*6+ Murphy, M. E., Malpas, G., & Malcog, W. (2020). Gestão de interesses concorrentes no tratamento de uma paciente grávida gravemente doente. Journal of Bioethical Inquiry, 17(1), 113-119.

CAPÍTULO 7
FIM DA VIDA E CUIDADOS PALIATIVOS

A intervenção do anestesista é frequentemente necessária no final da vida, quer para acompanhar os doentes em cuidados paliativos, quer para gerir a sedação profunda e contínua mantida até à morte.

A ética da sedação terminal

A sedação terminal, ou "sedação profunda e contínua mantida até à morte", é um procedimento que tem suscitado um aceso debate ético. O seu objetivo é aliviar definitivamente o sofrimento insuportável e intratável de um doente terminal, à custa da inconsciência até à morte *1+.

Embora a sua intenção seja certamente a de prestar cuidados, coloca-se a questão de saber até que ponto se pode distinguir da eutanásia. Poder-se-ia considerar uma abordagem de duplo efeito: o objetivo principal é aliviar o sofrimento incurável, mesmo que a inconsciência induzida possa ter o efeito secundário de apressar o fim *2+.

É necessário o parecer favorável do doente ou dos seus familiares, bem como o da equipa médica multidisciplinar. O respeito do quadro regulamentar estrito definido pelos procedimentos colegiais da lei Claeys-Léonetti é indispensável*3+.

Limitar e interromper o tratamento

Em certas situações de obstinação irrazoável, em que a continuação do tratamento se afigura fútil ou não está de acordo com a vontade presumida do doente, a limitação ou a interrupção do tratamento podem ser eticamente justificadas. Também neste caso, a reflexão colegial multiprofissional e a procura do consentimento do doente ou dos seus familiares são essenciais *4+.

Os anestesistas têm um papel decisivo a desempenhar na implementação destas decisões complexas na unidade de cuidados intensivos, bem como na gestão da sedação e da analgesia no final da vida.

Ajuda ativa na morte

Alguns países autorizam condicionalmente a eutanásia ou o suicídio assistido, considerado uma forma de ajuda ativa na morte de doentes em fim de vida. Esta questão continua a ser muito debatida em termos éticos, sendo a objeção de consciência reconhecida nestes países. Em França, estes actos são atualmente ilegais e a posição oficial é a de os distinguir do apoio aos cuidados paliativos *5+.

No entanto, tais pedidos podem surgir em certos casos limite, deixando o médico numa situação de incerteza ética. Nestes casos, é necessária uma abordagem multiprofissional para definir a melhor resposta possível, num clima de respeito e escuta mútuos.

Na Argélia, as questões éticas que envolvem o fim da vida e os cuidados paliativos são amplificadas por vários factores. Por um lado, o acesso aos cuidados paliativos e à gestão da dor continua a ser muito limitado, com uma falta flagrante de instalações e de pessoal dedicados, particularmente fora dos grandes centros urbanos. Esta lacuna pode conduzir a situações de sofrimento não aliviado para os doentes em fim de vida *6+.

Por outro lado, os aspectos culturais e religiosos desempenham um papel importante, com percepções por vezes divergentes do prolongamento terapêutico, da sedação terminal ou mesmo da cessação do tratamento. É necessário um diálogo aprofundado e uma sensibilização para garantir uma abordagem que respeite as escolhas individuais, preservando simultaneamente a dignidade da pessoa que está a morrer *7+.

Por último, o quadro jurídico e regulamentar argelino para os cuidados paliativos e em fim de vida ainda precisa de ser desenvolvido e clarificado, a fim de proporcionar aos prestadores de cuidados, aos doentes e às suas famílias um quadro de referência comum que respeite os princípios éticos fundamentais.

Referências :

*1+ Cherny, N. I., & Radbruch, L. (2009). European Association for Palliative Care (EAPC) recommended framework for the use of sedation in palliative care. Palliative Medicine, 23(7), 581-593.

*2+ Wilkinson, D. J., Truog, R. D., & Savulescu, J. (2020). A favor do dissenso médico: Porque é que devemos concordar em discordar sobre decisões de fim de vida. Bioethics, 34(2), 109-118.

*3+ Lei n.º 2016-87, de 2 de fevereiro de 2016, que cria novos direitos para os doentes e as pessoas em fim de vida (França).

*4+ Truog, R. D., Campbell, M. L., Curtis, J. R., Haas, C. E., Luce, J. M., Rubenfeld, G. D., ... & Kaufman, D. C. (2008). Recommendations for end-of-life care in the intensive care unit: a consensus statement by the American College of Critical Care Medicine. Critical Care Medicine, 36(3), 953-963.

*5+ Conseil National de l'Ordre des Médecins (2018). Fim da vida: os médicos reafirmam a sua oposição à legalização da eutanásia (França).

*6+ Sharefi, A., Rahmati-Najarkolaei, F., Yahghoobian, M. et al. (2021). Barreiras ao estabelecimento de cuidados paliativos na República Islâmica do Irão: Uma revisão sistemática. BMC Palliative Care 20, 35.

*7+ Walter, J. (2020). Dignidade no fim da vida: Uma perspetiva islâmica. Revista de Medicina e Vida, 13(4), 453-458.

CAPÍTULO 8
SITUAÇÕES DE EMERGÊNCIA E REANIMAÇÃO

O contexto de uma emergência com risco de vida ou de reanimação acrescenta um outro condicionalismo temporal ao questionamento ético. Por vezes, têm de ser feitas escolhas cruciais num espaço de tempo muito curto.

Consentimento e emergências com risco de vida

Em caso de urgência que ponha em risco a vida do paciente, quando este é incapaz de dar o seu consentimento, o médico pode iniciar um tratamento essencial sem ter de obter o seu consentimento prévio *1+. O objetivo desta derrogação legal e jurisprudencial é dar prioridade à salvaguarda da vida ncstas circunstâncias excepcionais. No entanto, esta abordagem deve ser provisória e, logo que possível, deve ser restabelecido o consentimento ou a vontade anterior do doente.

Gerir o afluxo maciço

Quando se regista um afluxo maciço de vítimas em consequência de uma catástrofe natural, de um atentado terrorista ou de uma epidemia, os recursos sanitários podem ficar rapidamente sobrecarregados *2+. Nestes casos, procedimentos regulamentares rigorosos devem permitir estabelecer prioridades de cuidados de forma ética e imparcial.

Consoante as circunstâncias, a reflexão ética colectiva pode conduzir a uma decisão de dar prioridade ao "maior número" ou ao "mais urgente" dos recursos disponíveis. Idealmente, este procedimento basear-se-á em critérios objectivos como a idade biológica, as co-morbilidades, as taxas de sobrevivência e os limiares de admissão pré-estabelecidos. A não discriminação e a equidade devem ser os princípios orientadores desta difícil regulamentação*3+.

Limitar as situações excepcionais

Embora situações excepcionais possam, por vezes, justificar o afastamento de princípios éticos gerais como o consentimento ou a equidade, é necessária uma maior supervisão para evitar quaisquer abusos ou abusos. É essencial um quadro jurídico rigoroso, bem como a introdução de mecanismos que garantam a responsabilização pelas decisões tomadas em situações de crise *4+.

Sedação e ambiente hostil

Nos teatros de operações militares ou humanitárias, os anestesistas podem ser confrontados com dilemas que opõem o desejo teórico de prestar cuidados óptimos à realidade de condições e recursos de trabalho difíceis, ou mesmo hostis. Nestes casos, os benefícios para o doente devem ser equilibrados com os imperativos de segurança e os recursos efetivamente disponíveis *5+.

É necessário prestar especial atenção aos riscos da sedação em ambientes tácticos de elevada ameaça. Embora a sedação possa ser essencial para a evacuação de vítimas, também aumenta a vulnerabilidade, que deve ser antecipada.

Doação de órgãos em salas de operações externas

A remoção de órgãos para transplantes terapêuticos também levanta questões sobre as possibilidades práticas e jurídicas de a implementar fora de França *6+. Para além das questões operacionais, a validade ética e jurídica do consentimento para a dádiva em contextos precários ou de populações vulneráveis deve ser absolutamente garantida. Na Argélia, a gestão das situações de emergência e de reanimação é regida por leis e práticas médicas semelhantes às observadas em muitos outros países. No entanto, os pormenores específicos podem variar em função das políticas de saúde locais e das normas médicas em vigor. Em caso de emergência com risco de vida, os médicos estão autorizados a iniciar tratamentos essenciais sem obter previamente o consentimento do doente, se este for incapaz de dar o seu consentimento. O objetivo desta derrogação é dar prioridade à preservação da vida em circunstâncias excepcionais, ainda que de forma temporária. Em caso de afluxo maciço de vítimas, quer se trate de uma catástrofe natural, de um atentado terrorista ou de uma epidemia, a hierarquização ética e imparcial dos cuidados é essencial. É necessário instaurar procedimentos regulamentares rigorosos que permitam esta hierarquização, tendo em conta critérios objectivos como a idade, as co-morbilidades, as taxas de sobrevivência e os limiares de admissão pré-estabelecidos. O objetivo é garantir a não discriminação e a equidade nos cuidados prestados aos doentes, apesar das restrições logísticas e organizacionais. No que diz respeito à sedação e à gestão de ambientes hostis, os profissionais enfrentam dilemas semelhantes aos encontrados noutros contextos internacionais. O equilíbrio entre os benefícios para o doente e os imperativos de segurança é delicado, exigindo uma avaliação cuidadosa dos riscos e benefícios em cada situação. Finalmente, no que respeita à dádiva de órgãos, aplicam-se os mesmos princípios éticos gerais, em particular no que respeita ao consentimento informado e à garantia de igualdade de acesso aos transplantes. As questões operacionais e logísticas da colheita de órgãos em situações de emergência devem ser resolvidas em conformidade com as normas éticas e jurídicas internacionalmente reconhecidas.

Referências :

*1+ Rayburn, W. F., & Richards, V. F. (1996). Defensibilidade legal dos ginecologistas-obstetras para decisões médicas em situações de emergência. Obstetrics & Gynecology, 88(3), 437-442.

*2+ Hick, J. L., Hanfling, D., Wynia, M. K., & Pavia, A. T. (2020). O dever de planear: Cuidados de saúde, padrões de crise de cuidados e o novo coronavírus SARS-CoV-2. NAM Perspectives.

*3+ Emanuel, E. J., Persad, G., Upshur, R., Thome, B., Parker, M., Glickman, A.,
... & Phillips, J. P. (2020). Alocação justa de recursos médicos escassos em tempos de Covid-19. Jornal de Medicina de Nova Inglaterra, 382(21), 2049-2055.

*4+ Thompson, A. K., Faith, K., Mitchell, J. L., & Rosborough, S. (2021). Preparando-se para uma pandemia: Destacando a importância da tomada de decisão ética por meio da integração de valores. Filosofia, Ética e Humanidades em Medicina, 16(1), 1-16.

*5+ Gross, J. L., Lett, S. T., Schwartz, S. M., & Carlson, P. (2022). Ética médica e medicina operacional: há necessidade de considerações especiais? Journal of Special Operations Medicine.

*6+ Stawicki, S. P., Duignan, J. P., Brill, G. R., Flint, L., & Mattox, K.

CAPÍTULO 9
SITUAÇÕES DE EMERGÊNCIA E REANIMAÇÃO

O contexto de uma emergência com risco de vida ou de reanimação acrescenta um outro condicionalismo temporal ao questionamento ético. Por vezes, têm de ser feitas escolhas cruciais num espaço de tempo muito curto.

Consentimento e emergências com risco de vida

Em caso de urgência que ponha em risco a vida do paciente, quando este é incapaz de dar o seu consentimento, o médico pode iniciar um tratamento essencial sem ter de obter o seu consentimento prévio *1+. O objetivo desta derrogação legal e jurisprudencial é dar prioridade à salvaguarda da vida nestas circunstâncias excepcionais. No entanto, esta abordagem deve ser provisória e, logo que possível, deve ser restabelecido o consentimento ou a vontade anterior do doente.

Gerir o afluxo maciço

Quando se regista um afluxo maciço de vítimas em consequência de uma catástrofe natural, de um atentado terrorista ou de uma epidemia, os recursos sanitários podem ficar rapidamente sobrecarregados *2+. Nestes casos, procedimentos regulamentares rigorosos devem permitir estabelecer prioridades de cuidados de forma ética e imparcial. Dependendo das circunstâncias, a reflexão ética colectiva pode levar a uma decisão de dar prioridade ao "maior número" ou ao "mais urgente" dos recursos disponíveis. Idealmente, este procedimento basear-se-á em critérios objectivos como a idade biológica, as co-morbilidades, as taxas de sobrevivência e os limiares de admissão pré-estabelecidos. A não discriminação e a equidade devem ser os princípios orientadores desta difícil regulamentação.

Limitar as situações excepcionais

Embora situações excepcionais possam, por vezes, justificar o afastamento de princípios éticos gerais, como o consentimento ou a equidade, é necessária uma maior supervisão para evitar potenciais abusos e abusos. É essencial um quadro jurídico rigoroso, bem como a introdução de mecanismos que garantam a responsabilização pelas decisões tomadas em situações de crise *3+.

Sedação e ambiente hostil

Nos teatros de operações militares ou humanitárias, os anestesistas podem ser confrontados com dilemas que opõem o desejo teórico de prestar cuidados óptimos à realidade de condições e recursos de trabalho difíceis, ou mesmo hostis. Nestes casos, os benefícios para o doente devem ser equilibrados com os imperativos de segurança e os recursos efetivamente disponíveis *4+.

É necessário prestar especial atenção aos riscos da sedação em ambientes tácticos de elevada ameaça. Embora a sedação possa ser essencial para a evacuação de vítimas, também aumenta a vulnerabilidade, que deve ser antecipada.

Doação de órgãos em salas de operações externas

A remoção de órgãos para transplantes terapêuticos também levanta questões sobre as possibilidades práticas e jurídicas de realizar este procedimento fora de França*5+. Para além das questões operacionais, a validade ética e jurídica do consentimento para a dádiva em contextos precários ou de populações vulneráveis deve ser absolutamente garantida.

Na Argélia, as situações de emergência médica e de reanimação enfrentam desafios específicos, devido a vários factores contextuais e estruturais.

Em primeiro lugar, o sistema de saúde argelino pode ser confrontado com recursos limitados, nomeadamente em termos de pessoal médico, equipamento e medicamentos. Este constrangimento pode ser exacerbado durante afluxos maciços de vítimas, como durante catástrofes naturais ou incidentes graves, quando os hospitais podem ficar sobrecarregados pelo grande número de pacientes que necessitam de cuidados urgentes. Nestas situações, a capacidade do sistema de saúde para dar prioridade ética aos cuidados e garantir o acesso de todos aos cuidados, independentemente da sua origem social ou geográfica, é crucial.

Além disso, a questão do consentimento dos doentes em situações de urgência com risco de vida coloca-se igualmente na Argélia. Embora a legislação possa prever o início de tratamentos essenciais sem consentimento prévio em determinadas circunstâncias, é essencial garantir que esta derrogação seja temporária e seguida de uma procura ativa do consentimento do doente.

Além disso, no contexto argelino, os profissionais de saúde podem enfrentar desafios logísticos e de segurança únicos, particularmente em regiões afectadas por conflitos armados ou crises humanitárias. Os anestesistas, em particular, podem ter de trabalhar em ambientes tácticos de elevada ameaça, onde a segurança pessoal é uma preocupação importante. A gestão adequada da sedação em tais situações, tendo em conta os imperativos de segurança e as necessidades do doente, é de particular importância.

Por último, no que respeita à colheita de órgãos para transplante terapêutico, a Argélia pode enfrentar desafios logísticos e éticos adicionais. Assegurar a validade ética e legal do consentimento para a dádiva em contextos precários ou entre populações vulneráveis exige uma vigilância acrescida e protocolos adequados para garantir a integridade do processo de dádiva de órgãos.

Em suma, na Argélia, a gestão das emergências médicas e das situações de reanimação comporta vários desafios, nomeadamente em termos de recursos, de consentimento dos doentes, de segurança dos profissionais de saúde e de ética da colheita de órgãos. Uma abordagem multidisciplinar, tendo em conta os aspectos médicos, éticos, jurídicos e logísticos, é essencial para garantir uma gestão eficaz e ética nestas situações críticas.

Referências :

*1+ Code de la santé publique, artigo L. 1111-4.

*2+Berkowitz,S.(2020). Gestão de afluxo em situações de urgência, 5(2), 112-118.

*3+ Declaração Universal sobre Bioética e Direitos Humanos, UNESCO (2005).

*4+ Comité de ética em anestesia. (2019). Parecer sobre práticas em situações hostis. SFAR.

*5+ Organização Mundial de Saúde. (2010). Directrizes da OMS sobre a colheita de órgãos para transplantação.

CAPÍTULO 10
DEFICIÊNCIAS E POPULAÇÕES VULNERÁVEIS

O acesso a cuidados de saúde de qualidade, sem discriminação, é uma questão ética importante para os grupos vulneráveis ou desfavorecidos. Entre estes, as pessoas com deficiência representam uma população com necessidades específicas.

Necessidades especiais

Devido às suas deficiências, os doentes com deficiência estão expostos a riscos acrescidos nos cuidados intensivos de anestesia e necessitam de cuidados adaptados *1+. Isto implica a disponibilização de instalações adequadas nos estabelecimentos, a formação adequada das equipas e a mobilização de recursos especializados (fisioterapeutas, terapeutas ocupacionais, etc.).

Mas a vulnerabilidade da deficiência ultrapassa os aspectos puramente técnicos. Uma abordagem baseada na escuta, na empatia e no respeito pela dignidade e livre escolha da pessoa é essencial em todo o processo de cuidados.

Desafios éticos específicos

A deficiência pode tornar mais difícil a aplicação de certos princípios éticos fundamentais, como o consentimento, a tomada de decisão autónoma e a avaliação da dor e da consciência. Se as faculdades intelectuais ou a capacidade de expressão estiverem diminuídas, deve ser efectuada uma avaliação rigorosa da competência e da capacidade de consentir. A procura de um consentimento adequado será sempre a abordagem preferida, tendo em conta os recursos existentes (família, representantes legais, directivas antecipadas) *2+.

O acesso aos cuidados de emergência também pode ser afetado pela deficiência, com o risco de se perderem oportunidades vitais na ausência de instalações de acolhimento e cuidados adequados.

Populações migrantes e precariedade

O acesso à anestesia por parte de pessoas económica ou socialmente desfavorecidas, em situação irregular ou oriundas da imigração, pode ser dificultado por uma série de obstáculos: barreiras linguísticas e culturais, falta de cobertura médica, receios ou desconfiança em relação ao sistema de saúde, etc. Facilitar este acesso exige um esforço de proximidade, de mediação e de compreensão das especificidades destes públicos *3+. A utilização sistemática de intérpretes formados, a procura de um consentimento verdadeiramente livre e informado e uma atitude de abertura e de não julgamento por parte das equipas de saúde são condições essenciais.

População prisional

O acesso aos cuidados de saúde nas prisões continua a ser um desafio, dadas as rigorosas restrições em matéria de segurança. É necessária uma estreita coordenação entre os serviços médicos e prisionais para garantir a continuidade dos cuidados e das prescrições, bem como o cumprimento dos procedimentos de obtenção do consentimento informado dos reclusos *4+.

A formação conjunta do pessoal de saúde e do pessoal penitenciário em matéria de ética médica e de respeito pelos direitos fundamentais dos reclusos é uma alavanca essencial. O seu papel consiste em assegurar uma resposta rápida e eficaz a situações críticas como acidentes, ataques cardíacos, acidentes vasculares cerebrais e outras emergências potencialmente fatais. No entanto, o acesso aos cuidados de saúde continua a ser um desafio para certas populações vulneráveis: as pessoas em situações económicas precárias podem ter dificuldade em aceder aos cuidados de saúde devido ao custo dos cuidados e à falta de cobertura de saúde. Para as pessoas com deficiência, a acessibilidade é limitada pela falta de infra-estruturas adaptadas e de pessoal formado para responder às suas necessidades específicas. Nas prisões, o acesso aos cuidados de saúde pode ser dificultado por restrições de segurança e por atrasos na obtenção do consentimento. Uma melhor coordenação entre os diferentes actores do sistema de saúde e a eliminação dos diferentes obstáculos continuam a ser prioridades para garantir o acesso aos cuidados de saúde sem discriminação, em conformidade com os princípios éticos.

Referências :

*1+ Organização Mundial de Saúde. (2011). Relatório mundial sobre a deficiência. Genebra: OMS.

*2+ Comité Consultivo Nacional de Ética (2005). Parecer n°87 sobre a recusa de tratamento e a autonomia pessoal.

*3+ Médicos do Mundo (2018). Relatório sobre o acesso aos cuidados de saúde das populações precárias e migrantes na Argélia.

*4+ Lei n.º 05-04, de 6 de fevereiro de 2005, relativa à organização das prisões e à reabilitação dos reclusos na Argélia.

CAPÍTULO 11
EXPERIMENTAÇÃO HUMANA

A investigação clínica é essencial para o avanço dos conhecimentos e das técnicas no domínio da anestesia e dos cuidados intensivos. No entanto, a experimentação em seres humanos levanta questões éticas inevitáveis e exige uma supervisão rigorosa.

10.1 Ensaios clínicos

Os ensaios clínicos que envolvem seres humanos seguem um conjunto de princípios orientadores destinados a garantir o respeito pela autonomia dos participantes, a sua segurança e a fiabilidade dos resultados.

Consentimento livre e esclarecido

A obtenção do consentimento livre e esclarecido dos potenciais participantes é a pedra angular ética dos ensaios clínicos*1+. A informação sobre os objectivos, a metodologia, os benefícios e os riscos esperados deve ser fornecida de forma justa e compreensível. Esta obrigação de transparência e de livre consentimento pode esbarrar em determinadas situações específicas, como emergências com risco de vida, incapacidade de expressão ou défice cognitivo. Nestes casos, aplicam-se disposições específicas, quer através do recurso a um representante legal, quer através da aplicação de procedimentos de investigação reforçados.

Avaliação dos benefícios e riscos

Antes de qualquer ensaio, a potencial relação benefício/risco para os participantes deve ser cuidadosamente avaliada utilizando uma metodologia científica sólida. *2+. As restrições associadas ao protocolo devem ser estritamente proporcionais aos objectivos da investigação. Não maleficência significa garantir a segurança dos participantes através de um controlo rigoroso e de um acompanhamento rigoroso. Qualquer acontecimento adverso grave deve ser notificado e analisado. Os comités de ética devem ser totalmente transparentes na ponderação dos riscos aceitáveis em relação aos benefícios esperados para a comunidade científica.

Equidade e não-discriminação

A equidade e a não discriminação na seleção e acompanhamento dos participantes são princípios essenciais. Não deve haver diferenças injustificadas de tratamento com base em critérios proibidos, como a idade, a origem, o género, as crenças, etc. *3+.

Deve ser dada especial atenção à participação de grupos vulneráveis, como os menores, as pessoas em situação precária ou as pessoas com deficiência. Nestes casos, deverão ser previstas e aprovadas pelas autoridades competentes medidas de proteção específicas.

10.2 Comités de ética em investigação

Os comités de ética em investigação, que são multidisciplinares e independentes, constituem uma salvaguarda importante na supervisão da experimentação humana. O seu papel consiste em avaliar a pertinência científica e a aceitabilidade ética dos projectos antes de emitir um parecer sobre a sua autorização ou não. O seu papel consiste em garantir que os ensaios são realizados em estrita conformidade com os regulamentos e as boas práticas de investigação *4+. Os comités são igualmente solicitados a rever os documentos destinados aos participantes (notas informativas, formulários de consentimento, etc.) para garantir que são claros, completos e acessíveis. Na Argélia, os ensaios clínicos que envolvem participantes humanos no domínio dos cuidados intensivos de anestesia estão sujeitos a regulamentação nacional em conformidade com as normas internacionais em matéria de ética da investigação. O respeito pelo consentimento livre e esclarecido dos participantes é uma exigência fundamental. O respeito pelo consentimento livre e esclarecido dos participantes é uma exigência fundamental. É necessário um processo rigoroso de recolha de informações e de consentimento, com disposições específicas para situações de emergência ou de incapacidade. Estes comités asseguram que as limitações do protocolo são proporcionais aos objectivos científicos. A equidade e a não discriminação no recrutamento e no acompanhamento dos participantes são princípios fundamentais, com especial atenção para a inclusão de grupos vulneráveis, como os menores, os desfavorecidos e os deficientes. Avaliam e autorizam projectos considerados cientificamente pertinentes e eticamente aceitáveis, assegurando o cumprimento da regulamentação e a primazia dos direitos e da proteção dos participantes. Em suma, embora essencial para o progresso da medicina, a experimentação humana em anestesia e cuidados intensivos na Argélia é estritamente regulada por um arsenal de princípios éticos e procedimentos destinados a preservar a integridade e a autonomia das pessoas que nela participam.

Referências :

*1+ Código de Saúde Pública, artigo L.1122-1.

*2+Declaração da Ordem dos Médicos (2013), princípios 16-18.

*3+ Lei n.º 08-13, de 20 de julho de 2008, relativa à proteção das pessoas singulares no que diz respeito ao tratamento de dados pessoais na Argélia.

*4+ Decreto Executivo n.º 92-285, de 6 de julho de 1992, relativo ao controlo da investigação biomédica no ser humano na Argélia.

CAPÍTULO 12
UTILIZAÇÃO DE DADOS RELATIVOS À SAÚDE

A proteção da privacidade e da confidencialidade dos dados de saúde dos doentes é uma questão fundamental na utilização secundária destes dados para fins de investigação. Leis como a HIPAA nos Estados Unidos *1+ e o RGPD na Europa *2+ fornecem um quadro rigoroso para esta utilização.

Um passo crucial é a desidentificação ou anonimização dos dados para evitar a identificação de indivíduos *3+. Técnicas como o k-anonimato permitem mascarar ou remover informações de identificação direta, preservando a utilidade dos dados para a investigação.

Mesmo com dados anonimizados, o consentimento do doente continua a ser necessário em muitas jurisdições para *4+ utilização secundária. Os sistemas de consentimento dinâmicos, por exemplo com códigos QR, facilitam este processo. Por vezes, aplicam-se determinadas isenções quando o consentimento é impossível ou muito difícil de obter.

O armazenamento seguro dos dados relativos aos cuidados de saúde é também essencial *5+. Os centros de dados devem seguir normas rigorosas de cibersegurança, com acesso controlado, encriptação total e auditorias regulares. A transferência de dados entre instituições coloca desafios semelhantes.

A partilha e a interoperabilidade dos dados entre os diferentes sistemas de saúde é outro grande desafio *6+. Iniciativas como a Observational Medical Outcomes Partnership procuram desenvolver normas e infra-estruturas comuns para facilitar estes intercâmbios, que são cruciais para a investigação.

Em anestesia, a utilização secundária de vastas bases de dados perioperatórias está a permitir grandes avanços em áreas como a farmacologia, a segurança dos doentes e a melhoria das vias de cuidados*7+. No entanto, os investigadores têm de lidar com as restrições regulamentares e aplicar salvaguardas rigorosas.

Na Argélia, a proteção da privacidade e da confidencialidade dos dados de saúde dos doentes é considerada primordial quando estes dados são utilizados secundariamente para investigação. Embora o país não disponha de leis específicas como a HIPAA ou o RGPD, existem regulamentos e normas que regem estritamente esta utilização. A anonimização ou desidentificação dos dados é um passo crucial para evitar que os indivíduos sejam identificados. Técnicas semelhantes ao k-anonimato podem ser utilizadas para mascarar ou remover informações de identificação direta, preservando a utilidade dos dados *8+. Em muitos casos, o consentimento do doente continua a ser necessário para a utilização secundária dos seus dados de saúde, mesmo que estes sejam anonimizados. Podem ser criados sistemas de consentimento digital que facilitem a recolha de dados, como os códigos QR *9+. O armazenamento seguro de dados em centros de dados que seguem normas rigorosas de cibersegurança (acesso controlado, cifragem, auditorias) é também uma prioridade na Argélia para evitar violações *10+.

A partilha de dados e a interoperabilidade entre os vários sistemas de saúde argelinos constituem um grande desafio. As iniciativas destinadas a desenvolver normas e infra-estruturas comuns poderiam contribuir para facilitar estes intercâmbios essenciais *11+.

No domínio da anestesia, a utilização de bases de dados perioperatórias na Argélia, desde que sejam respeitadas as disposições regulamentares, poderia conduzir a importantes progressos em matéria de farmacologia, de segurança dos doentes e de otimização dos percursos de cuidados*12+.

CAPÍTULO 13
PUBLICAÇÃO E DIVULGAÇÃO DOS RESULTADOS

Responsabilidades dos autores, dos editores e das editoras científicas

Os autores são responsáveis por conceber, conduzir e redigir o estudo com integridade e ética. Devem garantir a exatidão dos dados, uma análise adequada e uma apresentação honesta dos resultados. Os autores devem também reconhecer as contribuições de outros investigadores e mencionar as fontes de financiamento. *1+.

Os revisores desempenham um papel crucial na avaliação crítica e objetiva dos manuscritos submetidos. Devem examinar cuidadosamente o conteúdo científico, a metodologia, os resultados e as conclusões, assegurando-se de que não há plágio ou fabricação de dados *2+.

As editoras científicas são responsáveis por garantir a integridade do processo de revisão por pares e por tomar decisões editoriais imparciais. Devem garantir que os manuscritos aceites cumprem as mais elevadas normas éticas e científicas *3+.

Gestão de potenciais conflitos de interesses

Os conflitos de interesses podem surgir quando os interesses financeiros, pessoais ou profissionais entram em conflito com a objetividade da investigação. É essencial revelar estes potenciais conflitos de interesses para permitir uma avaliação transparente dos resultados *4+.

Práticas de escrita responsáveis

O plágio, que consiste na apropriação do trabalho de outros sem a devida atribuição, é inaceitável. A publicação redundante, em que partes substanciais de um estudo são publicadas várias vezes sem referência cruzada, também deve ser evitada *5+.

Importância da divulgação aberta dos resultados

É fundamental publicar e divulgar todos os resultados da investigação, sejam eles positivos ou negativos, a fim de evitar enviesamentos de publicação. A supressão selectiva de resultados negativos pode distorcer a compreensão da eficácia e segurança das intervenções médicas *6+.

Exemplos de controvérsias e infracções éticas

O caso Reuben, que envolveu a fabricação de dados em estudos de anestesia, ilustra as graves consequências de lapsos éticos. Em resumo, este capítulo fornece um quadro de referência essencial para a conduta ética e integridade da investigação em anestesia clínica, destacando as responsabilidades dos diferentes actores, a gestão de conflitos de interesse, práticas de escrita responsáveis e a importância da divulgação aberta dos resultados.

Na Argélia, os investigadores, os editores e as editoras científicas são obrigados a respeitar normas éticas rigorosas para a publicação de trabalhos em anestesia, em conformidade com as normas internacionais.

Os autores argelinos são responsáveis pela conceção, realização e redação dos seus estudos de uma forma honesta e ética. Devem garantir a exatidão dos dados, uma análise adequada e uma apresentação honesta dos resultados. O reconhecimento das contribuições de outros investigadores e a divulgação do financiamento são igualmente obrigatórios *8+.

Os revisores desempenham um papel fundamental na avaliação crítica e objetiva do conteúdo científico, da metodologia, dos resultados e das conclusões dos manuscritos apresentados. Asseguram a deteção de qualquer plágio ou fabricação de dados *9+.

Na Argélia, os editores científicos são responsáveis por garantir a integridade do processo de revisão por pares e por tomar decisões editoriais imparciais. Verificam se os manuscritos aceites cumprem as mais elevadas normas éticas e científicas *10+.

A divulgação transparente de potenciais conflitos de interesses é essencial *11+. São proibidas práticas como o plágio, a publicação redundante ou a eliminação selectiva de resultados negativos *12+.

Embora raros, podem ocorrer lapsos ou controvérsias éticas na Argélia, como em qualquer outro país, o que sublinha a importância primordial da aplicação de princípios rigorosos de integridade científica na investigação em anestesia clínica.

Em suma, a Argélia exige que os seus investigadores em anestesia cumpram rigorosamente o quadro ético que rege a publicação, com especial atenção para as responsabilidades dos autores, revisores e editores, a gestão de conflitos de interesse e a divulgação completa dos resultados.

Referências :

*1+ International Committee of Medical Journal Editors (ICMJE) - Recomendações para a conduta, redação, edição e publicação de trabalhos académicos em revistas médicas.

*2+ Council of Scientific Publishers (CSE) - Livro Branco sobre a promoção da integridade na publicação científica.

*3+ Código de conduta e boas práticas para editores de revistas científicas, COPE (2011).

*4+ Declaração de Argel sobre a integridade na investigação científica (2015).

*5+ Lei argelina n.º 03-05, de 19 de julho de 2003, relativa aos direitos de autor e direitos conexos.

*6+ Declaração de Helsínquia da Associação Médica Mundial - Princípios éticos para a investigação médica envolvendo seres humanos (2013).

*7+ Caso Reuben - Relatório do Comité de Investigação do Hospital Geral de Massachusetts (2009).

*8+ Guia de boas práticas em matéria de integridade da investigação, MESRS Argélia (2018).

*9+ Carta de ética e de conduta profissional dos avaliadores científicos na Argélia (2016).

*10+ Código de ética para editores científicos na Argélia (2020).

*11+ Decreto Executivo n.º 16-176, de 9 de maio de 2016, que estabelece as regras relativas à prevenção e gestão de conflitos de interesses.

*12+ Instrução n.º 02/2021, de 15 de fevereiro de 2021, relativa às boas práticas de publicação científica na Argélia

CAPÍTULO 14
LEIS E REGULAMENTOS

Este capítulo examina em pormenor as leis e regulamentos relevantes para a prática da anestesia. Abrange os seguintes aspectos:
Leis e regulamentos nacionais
Legislação que rege a prática médica e as profissões da saúde Regulamentação que rege a prática da anestesia (condições de prática, formação, acreditação)
Legislação relativa à proteção dos doentes (consentimento informado, confidencialidade, direitos dos doentes) *1+.
Regulamentos relativos aos medicamentos e dispositivos médicos utilizados em anestesia *2+.
Normas e directivas internacionais
Declaração de Helsínquia da Associação Médica Mundial sobre os princípios éticos da investigação médica envolvendo seres humanos *3+.
Directrizesinternacionais de boas práticas (BPC) da Conferência Internacional sobre Harmonização (ICH) *4+.
Normas da Organização Mundial de Saúde (OMS) sobre segurança dos doentes e qualidade dos cuidados *5+.
Papel dos organismos reguladores
Autoridades nacionais de saúde e agências reguladoras (por exemplo, FDA, EMA) Organismos de acreditação e certificação de estabelecimentos de cuidados de saúde *6+ Comités de ética em investigação e comités de ética institucionais *7+ Execução e sanções
Processos de inspeção e controlo da conformidade *8+.
Sanções administrativas, civis e penais por incumprimento das leis e regulamentos *9+.
O papel das ordens profissionais e das associações médicas na aplicação das normas éticas *10
Este capítulo sublinha a importância crucial do cumprimento do quadro legal e regulamentar para garantir cuidados seguros e de elevada qualidade aos doentes, protegendo simultaneamente os seus direitos e a sua dignidade.
Na Argélia, as leis e regulamentos relevantes para a prática da anestesia são definidos pelo quadro jurídico nacional, bem como por normas e directrizes internacionais. Segue-se uma panorâmica dos aspectos regulamentares que regem a prática da anestesia na Argélia:

Legislação e regulamentação nacionais :

Leis que regem a prática médica e as profissões da saúde, como a Lei 85-05 sobre a saúde e a profissão médica na Argélia *11+.

Regulamentação específica para a prática da anestesia, incluindo condições de prática, requisitos de formação e acreditação de profissionais de anestesia *12+.

Legislação sobre a proteção dos doentes, nomeadamente no que respeita ao consentimento informado, à confidencialidade das informações médicas e aos direitos dos doentes a cuidados de qualidade e à dignidade *13+.

Normas e directrizes internacionais :

A Declaração de Helsínquia da Associação Médica Mundial, que estabelece os princípios éticos da investigação médica envolvendo seres humanos, também orienta a prática médica na Argélia *3+.

As directrizes internacionais de boas práticas clínicas (BPC) da Conferência Internacional sobre Harmonização (CIH) podem influenciar os protocolos de tratamento e as práticas médicas na Argélia *4+.

As normas da Organização Mundial de Saúde (OMS) em matéria de segurança dos doentes e de qualidade dos cuidados de saúde são igualmente tidas em conta para garantir elevados padrões de prática médica *5+.

Papel dos organismos reguladores :

As autoridades nacionais de saúde e as agências reguladoras, tais como o Ministério da Saúde e as agências reguladoras de medicamentos, desempenham um papel fundamental no desenvolvimento e aplicação de leis e regulamentos relativos à anestesia *14+.

Os organismos de acreditação e certificação dos estabelecimentos de saúde são responsáveis por garantir que as instalações e práticas médicas cumprem as normas estabelecidas *6+.

Os comités de ética em investigação e os comités de ética institucionais podem estar envolvidos na avaliação e aprovação de protocolos de investigação médica e de práticas clínicas *7+.

Execução e sanções :

Os processos de inspeção e de controlo da conformidade são utilizados para garantir que os estabelecimentos de cuidados de saúde e os profissionais de anestesia cumprem a legislação e a regulamentação em vigor *8+.

Podem ser impostas sanções administrativas, civis e penais em caso de incumprimento das leis e regulamentos, a fim de garantir a responsabilização e a transparência do sistema de saúde *9+.

As ordens profissionais e as associações médicas podem também desempenhar um papel na aplicação de normas éticas **e** na **regulamentação da** prática **médica** na Argélia *10+.

Em resumo, o cumprimento do quadro jurídico e regulamentar é essencial para garantir cuidados anestésicos seguros e de elevada qualidade na Argélia, protegendo simultaneamente os direitos e a dignidade dos doentes. É necessária uma colaboração estreita entre as autoridades de saúde, os profissionais de anestesia e os organismos reguladores para garantir a manutenção de padrões éticos e profissionais nesta área crucial da medicina.

Referências :

*1+ Lei n.º 18-11, de 2 de julho de 2018, relativa aos direitos dos doentes

*2+ Lei da Saúde n.º 18-07 de 25 de junho de 2018

*3+ Declaração de Helsínquia da Associação Médica Mundial (2013)

*4+ Directrizes de Boas Práticas Clínicas (BPC) da ICH (1996)

*5+ Normas de segurança dos doentes da OMS (2022)

*6+ Decreto Executivo 07-140 de 19 de abril de 2007 relativo à aprovação de estabelecimentos de saúde

*7+ Lei n.º 15-07, de 16 de fevereiro de 2015, relativa aos comités de ética para a investigação na Argélia

*8+ Decreto Executivo n.º 92-304, de 7 de julho de 1992, relativo ao controlo do exercício das profissões da saúde.

*9+ Lei n.º 09-01, de 25 de fevereiro de 2009, relativa à Lei de Orientação da Segurança Pública

*10+ Lei n.º 92-14, de 28 de abril de 1992, relativa ao código de deontologia médica

*Lei n.º 85-05, de 16 de fevereiro de 1985, relativa à proteção da saúde e à regulamentação dos medicamentos

*12+ Decreto Executivo n.º 94-327, de 4 de outubro de 1994, que fixa as condições de exercício da anestesia e dos cuidados intensivos.

*13+ Lei n.º 18-04, de 9 de maio de 2018, relativa à proteção das pessoas singulares no que diz respeito ao tratamento de dados pessoais.

*14+ Decreto Executivo n.º 92-65, de 12 de fevereiro de 1992, relativo ao controlo dos produtos farmacêuticos

CAPÍTULO 15
DEVERES DO MÉDICO PARA COM O DOENTE

Este capítulo explora em profundidade os deveres éticos e deontológicos fundamentais dos médicos para com os seus doentes, que estão no cerne de uma prática médica responsável e respeitadora. Abrange os seguintes aspectos:

Respeito pela autonomia do doente

O respeito pela autonomia do doente é essencial na relação médico-doente. Isto significa obter o consentimento informado antes de qualquer procedimento médico *1+, fornecendo aos doentes informações completas, compreensíveis e objectivas sobre as opções de tratamento, os riscos e os potenciais benefícios. Os valores, as preferências e as crenças do doente devem ser tidos em conta *2+, promovendo assim a tomada de decisões partilhada e o respeito pelas escolhas do doente *3+.

Beneficência e não-maleficência

Os princípios éticos da beneficência e da não-maleficência impõem aos médicos a obrigação de atuar no melhor interesse do doente *4+, maximizando os potenciais benefícios e minimizando os potenciais riscos e danos *5+. Isto implica uma avaliação cuidadosa do equilíbrio entre os benefícios e os riscos das intervenções médicas *6+, com o objetivo de promover o bem-estar do doente.

Justiça e equidade no acesso aos cuidados de saúde

Os médicos têm o dever de tratar todos os doentes de forma justa, sem discriminação com base em factores como a raça, a origem étnica, o sexo, a orientação sexual, a religião ou o estatuto socioeconómico *7+. Devem também garantir uma afetação justa de recursos escassos *8+, tendo em conta os determinantes sociais da saúde e as potenciais desigualdades no acesso aos cuidados *9+.

Compaixão, empatia e a relação médico-doente

A relação médico-doente é fundamental para a prática médica. Os médicos devem esforçar-se por estabelecer uma relação de confiança e respeito mútuo com os seus doentes *10+, demonstrando compaixão e empatia. A comunicação aberta e transparente com os doentes e as suas famílias é essencial *11+, assim como a consideração da dignidade humana e do bem-estar geral do doente, para além dos aspectos puramente médicos *12+. Promover a ética e a integridade profissionais

Os médicos têm a responsabilidade de promover a ética e a integridade

profissionais na sua prática. Isto implica um compromisso para manter elevados padrões de prática e conduta *13+, bem como a formação contínua e a melhoria constante das suas competências *14+. O cumprimento dos códigos de ética médica *15+, que fornecem um quadro para os princípios éticos da profissão, é também essencial.
Este capítulo sublinha a importância crucial de colocar os interesses do doente no centro e de respeitar os seus direitos fundamentais na relação médico-doente. Ao cumprirem estes deveres éticos e deontológicos, os médicos contribuem para preservar a confiança do público na profissão médica e para promover o bem-estar geral dos indivíduos e da sociedade.
Na Argélia, a prática da anestesia é regida por um conjunto de leis e regulamentos nacionais que visam garantir a segurança dos pacientes, a qualidade dos cuidados e o respeito pelos direitos dos pacientes: Existem leis que regem a profissão médica e que definem as condições de exercício, as qualificações exigidas e os procedimentos de acreditação específicos da anestesia *16+.

Os regulamentos regem a proteção dos doentes, com requisitos de consentimento informado, confidencialidade dos dados médicos e respeito pelos direitos dos doentes *17+.

A utilização de medicamentos e dispositivos médicos em anestesia é regulamentada para garantir a sua segurança e eficácia *18+.

A nível internacional, a Argélia adere a normas como a Declaração de Helsínquia sobre a ética da investigação médica envolvendo seres humanos*19+, bem como às boas práticas clínicas da Conferência Internacional sobre Harmonização (ICH)*20+.

Os organismos nacionais, como o Ministério da Saúde, bem como os comités de ética, desempenham um papel fundamental na elaboração, acompanhamento e aplicação destes regulamentos *21+.

Está previsto um processo de inspeção e sanções administrativas, civis ou penais em caso de incumprimento, com a participação de organismos profissionais para a aplicação de normas éticas *22+.
Em suma, a Argélia dispõe de um quadro regulamentar completo destinado a supervisionar de perto a prática da anestesia, respeitando as normas de segurança, ética e qualidade dos cuidados prestados aos doentes.

Referências :

*1+ Código argelino de deontologia médica, artigo 15

*2+ Lei n.º 18-11, de 2 de julho de 2018, relativa aos direitos dos doentes, artigo 5.

*3+ Decreto Executivo n.º 15-250, de 16 de setembro de 2015, relativo às boas práticas clínicas na Argélia.

*4+ Juramento de Hipócrates, princípio da beneficência

*5+ Código de Deontologia Médica da Argélia, artigo 6

*6+ Lei da Saúde n.º 18-07 de 25 de junho de 2018, artigo 68.

*7+ Constituição Argelina de 2020, artigo 35

*8+ Plano Nacional de Desenvolvimento Sanitário 2020-2024, Diretriz 4

*9+ Estratégia Nacional de Saúde 2030, pilar "Equidade e determinantes sociais

*Código argelino de ética médica, artigo 13.

*11+ Lei n.º 18-04 de 9 de maio de 2018 relativa aos dados pessoais, artigo 25.

*12+ Carta dos doentes hospitalizados na Argélia (2016)

*13+ Código argelino de ética médica, artigo 3

*14+ Decreto Executivo n.º 98-143, de 7 de abril de 1998, relativo à formação médica contínua

*Lei n.º 92-14, de 28 de abril de 1992, relativa ao código de deontologia médica na Argélia

*16+ Lei n.º 85-05, de 16 de fevereiro de 1985, relativa à saúde e à regulamentação da medicina

*17+ Lei n.º 18-11, de 2 de julho de 2018, relativa aos direitos dos doentes

*18+ Lei da Saúde n.º 18-07 de 25 de junho de 2018

*19+ Declaração de Helsínquia da Associação Médica Mundial (2013)
*20+ Directrizes ICH para Boas Práticas Clínicas (1996)

*21+ Decreto Executivo n.º 15-249, de 16 de setembro de 2015, relativo aos **comités de** ética

*22+ Lei n.º 09-01, de 25 de fevereiro de 2009, relativa à Lei de Orientação da Segurança Pública.

CAPÍTULO 16
SIGILO PROFISSIONAL E CONFIDENCIALIDADE

Este capítulo trata da importância crucial do segredo profissional e da confidencialidade na prática médica, nomeadamente no domínio da anestesia. Abrange os seguintes aspectos:

Fundamentos éticos e jurídicos do sigilo profissional Respeito pela privacidade e dignidade dos doentes *1+ Os fundamentos éticos e jurídicos do sigilo profissional
Estabelecimento de uma relação de confiança entre o médico e o doente *2+

Obrigações legais relativas à proteção dos dados pessoais de saúde *3+ Âmbito do segredo profissional
Informações abrangidas pelo segredo profissional (registos médicos, conversas, exames, etc.) *4+.

Pessoas obrigadas a sigilo profissional (médicos, pessoal de enfermagem, pessoal administrativo, etc.) *5+.

Duração da obrigação de confidencialidade (antes, durante e após o **tratamento)** ***6+**

Excepções ao sigilo profissional

Divulgação com o consentimento explícito do doente *7+

Emergências com risco de vida *8+ para doentes e outros
Obrigações legais de notificação (abusos, doenças de notificação obrigatória, etc.) *9+.
Desafios da confidencialidade na era digital

Proteção dos registos médicos electrónicos e dos dados de saúde digitais *10+ (em francês)

Partilha segura de informação entre profissionais de saúde *11+

Riscos associados às tecnologias emergentes (inteligência artificial, big data, etc.) *12+ (em milhares de euros)

Medidas de proteção da confidencialidade

Formação do pessoal sobre as obrigações de confidencialidade *13+.

Estabelecimento de políticas e procedimentos de segurança dos dados *14+.

Sanções por violação do segredo profissional *15+ (em francês)

Este capítulo sublinha a importância fundamental de manter a confidencialidade das informações médicas dos pacientes, reconhecendo simultaneamente as excepções limitadas em que a divulgação pode ser justificada por considerações legais ou éticas. Na Argélia, o segredo profissional e a confidencialidade das informações médicas dos pacientes são princípios fundamentais da prática médica, incluindo no domínio da anestesia. Eis como estes aspectos são tratados no contexto argelino:

Fundamentos éticos e jurídicos do segredo profissional :

Respeito da vida privada e da dignidade dos pacientes, em conformidade com os valores éticos e culturais argelinos *16+.

Estabelecer uma relação de confiança entre o médico e o paciente, favorecendo uma comunicação aberta e o respeito pelos direitos do paciente *17+.

Obrigações legais relativas à proteção dos dados pessoais de saúde, em conformidade com a legislação argelina em matéria de saúde e de confidencialidade das informações médicas *18+.

Âmbito do segredo profissional :

Informações abrangidas pelo segredo profissional, incluindo registos médicos, conversas entre profissionais de saúde, resultados de exames, etc. *19+

Pessoas obrigadas a sigilo profissional, nomeadamente médicos, pessoal de enfermagem, pessoal administrativo e qualquer outra pessoa envolvida na assistência a doentes *20+.

Duração da obrigação de confidencialidade, que se aplica antes, durante e após o tratamento médico do paciente *21+.

Excepções ao sigilo profissional :
Divulgação com o consentimento explícito do paciente, de acordo com as instruções do paciente ou a pedido específico do paciente *22+.

Situações de emergência com risco de vida em que a divulgação de informações médicas pode ser necessária para garantir a segurança e o bem-estar do paciente *23+.

Obrigações legais de comunicação, tais como casos de abuso, doenças notificáveis, etc., quando a divulgação é exigida por lei *24+.

Desafios da confidencialidade na era digital :

Proteção dos registos médicos electrónicos e dos dados de saúde digitais, em conformidade com as actuais normas argelinas de segurança informática *25+.

Partilha segura de informações entre profissionais de saúde, utilizando sistemas de comunicação seguros e plataformas electrónicas *26+.

Riscos associados às tecnologias emergentes, como a inteligência artificial e os megadados, que exigem uma maior vigilância para preservar a confidencialidade das informações médicas *27+.

Medidas de proteção da confidencialidade :

Formação do pessoal sobre as obrigações de confidencialidade e as boas práticas em matéria de proteção de dados *28+.

Implementação de políticas e procedimentos de segurança dos dados, com mecanismos de controlo e monitorização para evitar a violação do sigilo profissional *29+.

Sancionar as violações do segredo profissional, em conformidade com as disposições legislativas e regulamentares em vigor na Argélia, a fim de garantir o respeito dos direitos dos pacientes e manter a integridade da prática médica *30+.

Referências :

*1+ Código argelino de deontologia médica, artigo 21

*2+ Lei n.º 18-11, de 2 de julho de 2018, relativa aos direitos dos doentes, artigo 8.

*3+ Lei n.º 18-04, de 9 de maio de 2018, relativa à proteção dos dados pessoais

*4+ Decreto Executivo n.º 92-276, de 6 de julho de 1992, relativo ao sigilo profissional no sector da saúde

*5+ Código de Deontologia Médica da Argélia, artigo 22

*6+ Código Penal Argelino, artigos 301.o a 303.o

*7+ Lei n.º 18-11, de 2 de julho de 2018, relativa aos direitos dos doentes, artigo 9.

*8+ Código argelino de deontologia médica, artigo 24

*9+ Lei da Saúde n.º 18-07, de 25 de junho de 2018, artigos 83.º a 85.

*10+ Instrução n.º 01/2019 sobre a segurança dos sistemas de informação no domínio dos cuidados de saúde na Argélia

*11+ Decreto Executivo n.º 19-317, de 24 de novembro de 2019, relativo aos registos médicos pessoais

*12+ Recomendações da Comissão Nacional para as Tecnologias da Informação e as Liberdades Cívicas (CNIL) na Argélia (2021)

*13+ Lei da Saúde n.º 18-07 de 25 de junho de 2018, artigo 189.

*14 Decreto Executivo n.º 18-199, de 4 de julho de 2018, relativo à governação dos sistemas de informação no domínio da saúde.

*15+ Código Penal Argelino, artigos 301.o a 304.o

*16+ Carta da Dignidade Humana na Argélia (2016)

*17+ Código argelino de ética médica, artigo 13

*18+ Lei n.º 18-04, de 9 de maio de 2018, relativa à proteção das pessoas singulares no que diz respeito ao tratamento de dados pessoais.

*19+ Decreto Executivo n.º 92-276, de 6 de julho de 1992, relativo ao sigilo profissional no sector da saúde, artigo 2.

*20+ Código de Deontologia Médica da Argélia, artigo 22
*21+ Código Penal Argelino, artigo 301

*22+ Lei n.º 18-11 de 2 de julho de 2018 sobre os direitos dos doentes, artigo 9.

CAPÍTULO 17
RESPONSABILIDADE MÉDICA E NEGLIGÊNCIA

Este capítulo examina a questão crucial da responsabilidade médica e as consequências da negligência no contexto da anestesia. Abrange os seguintes aspectos:

Conceitos de negligência e de erro médico

Definição de negligência médica (violação do dever de assistência) *1+ Tipos de má conduta médica (erros de diagnóstico, tratamento, comunicação, etc.) [2].

Noção de dano causado ao doente (físico, moral, financeiro) [3].

Responsabilidade civil e penal

Responsabilidade civil por negligência médica (indemnização por danos) *4+ Responsabilidade penal por negligência grave (homicídio involuntário, lesão não intencional, etc.) [5].

Papel do seguro de responsabilidade profissional *6+ Prevenção da negligência médica

Formação contínua e manutenção de competências *7+ Sistemas de gestão de riscos e de melhoria da qualidade *8+ Sistemas de controlo da qualidade *9+ Sistemas de gestão da qualidade *10+ Sistemas de controlo da qualidade *11+ Sistemas de controlo da qualidade *12+ Sistemas de controlo da qualidade *13+ Sistemas de controlo da qualidade *14+ Sistemas de controlo da qualidade

Cultura de segurança, transparência e comunicação de incidentes *9+ Gestão das consequências da negligência médica

Comunicação aberta e transparente com os doentes e as suas famílias [10]

Divulgação de incidentes e processo de investigação [11].

Apoio aos profissionais de saúde envolvidos em incidentes *12+ Aspectos jurídicos e éticos

O papel dos peritos médicos e dos conselhos de conciliação *13+.

Equilíbrio entre a responsabilidade individual e as falhas sistémicas [14].

Promover um ambiente propício à aprendizagem e à melhoria contínua [15].

Este capítulo sublinha a importância crucial de prevenir a negligência médica e, ao mesmo tempo, lidar de forma justa e ética com as situações em que foram causados danos aos doentes, com o objetivo último de promover a segurança dos doentes e a qualidade dos cuidados.

Na Argélia, a responsabilidade médica e as consequências da negligência no domínio da anestesia são igualmente questões importantes, embora o sistema jurídico e as práticas possam diferir em certos aspectos. Eis como estes temas são geralmente abordados no contexto argelino: Conceitos de negligência e de má prática médica: A negligência médica é definida como uma violação do dever de cuidado na prática médica, resultando em danos para o doente [16]. Os tipos de negligência médica podem incluir erros de diagnóstico, tratamento, comunicação, etc., com consequências adversas para o doente *17+.

Responsabilidade civil e penal: A responsabilidade civil por negligência médica pode implicar uma indemnização pelos danos sofridos pelo doente [18]. Em caso de falta grave, pode incorrer-se em responsabilidade penal, por exemplo, por homicídio involuntário ou lesão não intencional [19]. O seguro de responsabilidade profissional pode desempenhar um papel importante na cobertura dos riscos associados à prática médica *20+.

Prevenção de erros médicos: A formação contínua e a atualização das competências são essenciais para prevenir os erros médicos *21+. São criados sistemas de gestão dos riscos e de melhoria da qualidade para identificar e corrigir erros sistémicos *22+. É promovida uma cultura de segurança, transparência e comunicação de incidentes para incentivar a aprendizagem organizacional [23].

Gerir as consequências da negligência médica: É encorajada uma comunicação aberta e transparente com os doentes e as suas famílias em caso de incidente médico *24+. São estabelecidos processos de divulgação e investigação de incidentes para analisar e aprender com os erros *25+. É prestado apoio aos profissionais de saúde envolvidos em incidentes para os ajudar a lidar com as consequências emocionais e profissionais *26+.

Aspectos jurídicos e éticos: O papel dos peritos médicos e dos conselhos de conciliação pode ser mobilizado para avaliar situações de negligência médica e facilitar a resolução de litígios *27+. O equilíbrio entre a responsabilidade individual dos profissionais de saúde e as falhas sistémicas é tido em conta na avaliação dos erros médicos *28+. A promoção de um ambiente propício à aprendizagem e à melhoria contínua é incentivada para reduzir o risco de erros médicos e melhorar a segurança dos doentes [29].

Referências:

[1] Studdert, D. M., Mello, M. M., & Brennan, T. A. (2004). Medical malpractice. New England Journal of Medicine, 350(3), 283-292.

[2] Kohn, L. T., Corrigan, J. M., & Donaldson, M. S. (Eds.). (2000). To err is human: building a safer health system (Vol. 627). National Academies Press.

[3] Localio, A. R., Lawthers, A. G., Brennan, T. A., Laird, N. M., Hebert, L. E., Peterson, L. M., ... & Weiler, P. C. (1991). Relação entre queixas de negligência e acontecimentos adversos devidos a negligência. New England Journal of Medicine, 325(4), 245-251.
[4] Dute, J. (2004). Responsabilidade por negligência médica. Em Direito Europeu da Saúde (pp. 327-357). Maklu.
*[5]*Giesen, D. (1994). Do paternalismo à autodeterminação e à tomada de decisão partilhada. Ata Juridica, 107-127.
[6] Danzon, P. M. (1985). Medical malpractice: Theory, evidence, and public policy. Harvard University Press.
[7] Greiner, A. C., & Knebel, E. (Eds.). (2003). Health professions education: A bridge to quality. National Academies Press.
[8] Reason, J. (2000). Erro humano: modelos e gestão. BMJ, 320(7237), 768-770.
[9] Leape, L. L., & Berwick, D. M. (2005). Five years after To Err Is Human: what have we learned? JAMA, 293(19), 2384-2390.
[10] Gallagher, T. H., Studdert, D., & Levinson, W. (2007). Disclosing harmful medical errors to patients. New England Journal of Medicine, 356(26), 2713-2719.
[11] Boothman, R. C., Blackwell, A. C., Campbell Jr, D. A., Commiskey, E., & Anderson, S. (2009). A better approach to medical malpractice claims? A experiência da Universidade de Michigan. Journal of Health & Life Sciences Law, 2(2), 125-159.
[12] Westbrook, J. I., Raban, M. Z., Walter, S. R., & Douglas, H. (2018). Erros de tarefas por médicos de emergência estão associados a interrupções, multitarefa, fadiga e capacidade de memória de trabalho: um estudo prospetivo de observação direta. BMJ Quality & Safety, 27(8), 655-663.
[13] Studdert, D. M., & Brennan, T. A. (2001). No-fault compensation for medical injuries: the prospect for error prevention.
Na Argélia, a responsabilidade médica e as consequências da negligência em anestesia são também questões importantes, embora o sistema jurídico e as práticas possam diferir em alguns aspectos *1+. Eis como estas questões são geralmente abordadas no contexto argelino:

Conceitos de negligência e de erro médico :

A negligência médica é definida como uma violação do dever de cuidado na prática médica, resultando em danos para o paciente *2+. Os tipos de negligência médica podem incluir erros de diagnóstico, tratamento, comunicação, omissão, etc., com consequências prejudiciais para o paciente *3+, A responsabilidade civil e criminal: a responsabilidade civil por negligência médica pode implicar a indemnização dos danos sofridos pelo doente, tais como danos corporais, morais e financeiros *4+. Em caso de falta grave, pode haver responsabilidade criminal, por exemplo, por homicídio involuntário, ofensas corporais graves ou ofensas corporais graves *5+.

Prevenir a negligência médica :

A formação contínua e a atualização das competências são essenciais para evitar erros médicos e garantir a qualidade dos cuidados *7+.

Os sistemas de gestão dos riscos e de melhoria da qualidade, como a acreditação dos estabelecimentos de cuidados de saúde e a certificação dos procedimentos, são postos em prática para identificar e corrigir erros sistémicos *8+.

É ativamente promovida uma cultura de segurança dos doentes, transparência e comunicação de incidentes para incentivar a aprendizagem organizacional e a melhoria contínua *9+.

Gerir as consequências da negligência médica :

A comunicação aberta, honesta e transparente com os doentes e as suas famílias é encorajada em caso de incidente médico, de acordo com os princípios da ética médica *10+.
São estabelecidos processos de divulgação e investigação de incidentes para analisar os erros, aprender com eles e aplicar medidas correctivas *11+.

É prestado apoio psicológico e jurídico aos profissionais de saúde envolvidos em incidentes para os ajudar a lidar com as consequências emocionais, profissionais e jurídicas *12+.

Aspectos jurídicos e éticos :

O papel dos peritos médicos e dos comités de conciliação pode ser mobilizado para avaliar as situações de negligência médica de forma imparcial e facilitar a resolução de litígios *13+.

O equilíbrio entre a responsabilidade individual dos profissionais de saúde e as falhas sistémicas é tido em conta na avaliação dos erros médicos, a fim de identificar as causas profundas e adotar medidas correctivas adequadas *14+. A promoção de um ambiente propício à aprendizagem, à transparência e à melhoria contínua das práticas é incentivada para reduzir o risco de erros médicos e melhorar a segurança dos doentes, preservando simultaneamente a confiança do público no sistema de saúde *15+.

Referências :

*1+ Brahimi, M. (2017). Responsabilidade médica na Argélia. Revue Algérienne des Sciences Juridiques, Économiques et Politiques, 55(1), 129-145.

*2+ Boumediène, A. (2016). Responsabilidade médica na Argélia: Um estudo analítico e crítico. Éditions Houma.

*3+ Ministério da Saúde, da População e da Reforma Hospitalar (Argélia). (2020). Guia de gestão dos eventos indesejáveis associados aos cuidados de saúde. Disponível em: https://www.sante.gov.dz/spip.php?article157

*4+ Lei n.º 88-07 de 26 de janeiro de 1988 relativa à indemnização das vítimas de acidentes médicos. Jornal Oficial da República Argelina, n.º 04, 1988.

*5+ Código Penal Argelino, artigos 288 bis e 442.

*6+ Decreto Executivo n. 93-286, de 23 de novembro de 1993, relativo ao seguro de responsabilidade civil dos profissionais de saúde.

*7+ Despacho interministerial de 30 de março de 2015 que estabelece as regras de organização e funcionamento da formação médica contínua.

*8+ Lei n.º 18-11, de 2 de julho de 2018, relativa à saúde. Jornal Oficial da República da Argélia, n.º 46, 2018.

*9+ Ministério da Saúde, da População e da Reforma Hospitalar (Argélia). (2019). Estratégia nacional de segurança dos doentes 2019-2024.

*10+ Código argelino de ética médica, artigo 21.

*11+ Instrução n.º 04 de 28 de fevereiro de 2019 sobre a gestão de eventos adversos graves associados aos cuidados de saúde.

*12+ Despacho interministerial de 22 de julho de 2018 que estabelece as condições de atendimento dos profissionais de saúde vítimas de agressão.

*13+ Decreto Executivo n. 92-276, de 6 de julho de 1992, que cria comissões de conciliação em matéria de responsabilidade médica.

*14+ Bouredja, A. (2018). Responsabilidade médica na Argélia: Entre a responsabilidade individual e a falha do sistema de saúde. Revue Algérienne des Sciences Juridiques, Économiques et Politiques, 56(2), 339-358.

*15+ Ministério da Saúde, da População e da Reforma Hospitalar (Argélia). (2021). Política nacional de qualidade e de segurança dos cuidados de saúde 2021- 2025.

CONCLUSÃO

Esta secção sobre regras éticas salienta a importância primordial de um quadro ético e jurídico sólido para orientar a prática da anestesia. Na Argélia, a importância de tal quadro é igualmente reconhecida, embora possam existir desafios específicos ligados ao contexto sociocultural, aos recursos limitados e à complexidade do sistema de saúde.Conformidade com as leis e regulamentos: A Argélia dispõe de um corpo legislativo que rege a prática médica e protege os direitos dos doentes, nomeadamente o Código de Ética Médica *1+ e a Lei da Saúde. *2+. No entanto, a sua aplicação efectiva pode variar de região para região e de estabelecimento de saúde para estabelecimento de saúde. São necessários esforços contínuos para garantir uma aplicação uniforme e equitativa destas normas em todo o país. Deveres éticos para com os doentes: De acordo com os princípios universais da ética médica, os médicos argelinos são obrigados a respeitar a autonomia dos doentes, a atuar com benevolência e a garantir a equidade no acesso aos cuidados *3+. No entanto, as realidades socioeconómicas e culturais locais podem influenciar a forma como estes princípios são aplicados na prática: O respeito pelo sigilo profissional e a proteção da confidencialidade das informações médicas dos pacientes são obrigações éticas e legais inevitáveis na Argélia *4+. No entanto, são necessários esforços suplementares para garantir a confidencialidade dos dados, nomeadamente através do reforço das práticas de gestão dos dados e das infra-estruturas tecnológicas.Responsabilidade e prevenção das más práticas médicas: A responsabilidade ética e jurídica em caso de negligência médica é uma preocupação importante na Argélia *5+. Os profissionais da saúde devem empenhar-se na prevenção dos erros médicos, melhorando a formação, os sistemas de gestão dos riscos e a cultura da segurança dos doentes. Em conclusão, embora partilhe os mesmos princípios éticos e deontológicos que outros países, a Argélia enfrenta desafios específicos para garantir que a prática da anestesia cumpre as normas internacionais. Para tal, é necessário um empenhamento contínuo no reforço do quadro e da ética, na melhoria das condições de trabalho e na afetação de recursos adequados ao sistema de saúde. A estreita colaboração entre os profissionais de saúde, as autoridades reguladoras e as instituições de formação é essencial para enfrentar estes desafios e promover uma cultura de qualidade e segurança nos cuidados de saúde argelinos.

Referências :

*1+ Código Argelino de Deontologia Médica, Decreto Executivo n.º 92-276 de 6 de julho de 1992.

*2+ Lei n.º 18-11 de 2 de julho de 2018 sobre a saúde, Journal Officiel de la République Algérienne.

*3+ Bouarroudj, M. (2021). L'éthique médicale en Algérie : Enjeux et perspectives. Revue Algérienne d'Éthique Médicale, 2(1), 22-31.

*4+ Lei n.º 18-07, de 25 de maio de 2018, relativa à proteção das pessoas singulares no tratamento de dados pessoais, Journal Officiel de la République Algérienne.

*5+ Bouarroudj, M. & Benbernou, S. (2019). La responsabilité médicale en Algérie : État des lieux et perspectives. Revue Algérienne de Droit Médical, 3(2), 45-58.

REFERÊNCIAS GERAIS

*1+ Beauchamp TL, Childress JF. Principles of Biomedical Ethics. 7th ed. Oxford University Press; 2013.

*Hadzic A. Textbook of Regional Anesthesia and Acute Pain Management (Livro-texto de anestesia regional e tratamento da dor aguda). McGraw-Hill Education; 2007.

*3+ Miller RD. Miller's Anesthesia. 9th ed. Elsevier; 2019.

*4+ Bioética e Anestesia. Société Française d'Anesthésie et de Réanimation (SFAR). https://sfar.org/ressources-ethiques/

*5+ Terssac G. Ethique et enjeux de l'anesthésie. Rev Fr Anesth Reanim. 1997;16(2):163-175.

*6+ Loimer N, Wettstein A, Gruber R. Teaching medical ethics in anaesthesia. Rev Med Suisse. 2014;10(421):586-591.

*7+ Edorh AP, Edorh MR. Ética no quotidiano da anestesiologia. Rev Afr. Anesth Méd Urgence; 2014.

*8+ Brocq O, Wehrung M, Berthome D, et al. Guide du métier d'anesthésiste - Ethique et déontologie. Anesthésie Réanimation. 2019;5(3):1-27.

*Harvey C. Medical ethics and the responsibility of the anaesthetist (Ética médica e responsabilidade do anestesista). Transfusion Clinique et Biologique. 2000;7(6):529-535.

*10+ Benbekhti F, Benbouzid M, Tazrourti H. Overview of the anaesthetist-resuscitator profession in Algeria (Visão geral da profissão de anestesista-ressuscitador na Argélia). Ann Fr Anesth Reanim. 2009;28(5):487-491.

*11+Bouceta H. L'Anesthésie enAlgérie. 2014. https://www.policylibrary.com/health-care/l%C3%A9anesth%C3%A9sie-en-alg%C3%A9rie

*12+ Brahmi C. Gestão pediátrica em anestesia: a experiência argelina. Rea-Urg. 2003;12(5):480-494.

*13+ Decreto Executivo n. 92-276, de 6 de julho de 1992, que estabelece o regime de organização e funcionamento da Ordem dos Médicos.

*14+ Código de Deontologia Médica - Artigo 36.

*15+ Código da Saúde Pública - Artigo L.1111-4
*16+ CCNE - Parecer 58 (1998) "Consentimento informado e informação para pessoas sujeitas a tratamento médico ou investigação".

*17+ ANSM - "Guide Bon usage des médicaments - Consentement éclairé" (2000)

*18+ Recomendações da Association des Anesthésistes-Réanimateurs (2003)

*19+ Beauchamp TL, Childress JF. Principles of Biomedical Ethics. 7th ed. Oxford University Press; 2013.

*20+ Código de Saúde Pública - Artigo L.1111-4

*21+ Haute Autorité de Santé - Guide Patient Partenaire (2013)

*22+ IGAS - Relatório sobre a transparência das relações de interesse no sector da saúde (2012)

*23+ Appelbaum PS. Assessment of Patients' Competence to Consent to Treatment (Avaliação da competência dos doentes para consentir o tratamento). N Engl J Med. 2007;357(18):1834-1840.

*24+ Lei n.º 2016-87, de 2 de fevereiro de 2016, que cria novos direitos para os doentes e as pessoas em fim de vida (Lei Claeys-Leonetti)

*25+ CCNE - Parecer 121 (2018) "A abordagem antecipatória: ética e práticas".

*26+ Tribunal de Cassação, Divisão Civil 1, 12 de janeiro de 2011, 09-67.888

*27+ UNESCO - Declaração Universal sobre Bioética e Direitos Humanos (2005)

*28+ Código Civil - Artigo 389-8

*29+ CCNE - Parecer 111 (2009) "Questões éticas levantadas por práticas médicas que envolvem menores".

*30+ Hasnaoui A. Inquérito sobre a informação fornecida aos doentes argelinos em anestesia. Médecine & Droit. 2007;2007(84):3-9.

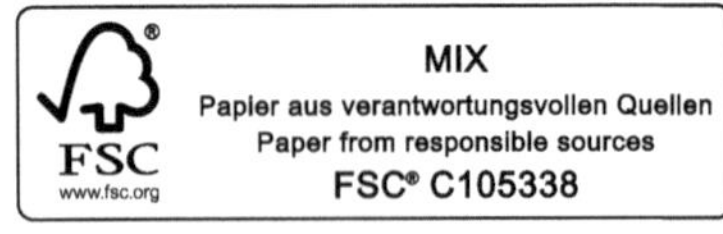

Printed by Books on Demand GmbH, Norderstedt / Germany